·中医非物质文化遗产临床经典读本

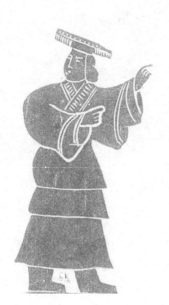

伤寒来苏集

清·柯琴 著 柳璇 校注

中国医药科技出版社

图书在版编目（CIP）数据

伤寒来苏集/（清）柯琴著；柳璇校注．—北京：中国医药科技出版社，
2011．1

（中医非物质文化遗产临床经典读本）

ISBN 978 - 7 - 5067 - 4750 - 9

Ⅰ．①伤…　Ⅱ．①柯…②柳…　Ⅲ．①伤寒论 – 研究　Ⅳ．①R222.29

中国版本图书馆 CIP 数据核字（2010）第 175140 号

版式设计　郭小平

出版　中国医药科技出版社

地址　北京市海淀区文慧园北路甲 22 号

邮编　100082

电话　发行：010-62227427　邮购：010-62236938

网址　www.cmstp.com

规格　710×1020mm $\frac{1}{16}$

印张　13¼

字数　135 千字

版次　2011 年 1 月第 1 版

印次　2023 年 5 月第 6 次印刷

印刷　北京市密东印刷有限公司

经销　全国各地新华书店

书号　ISBN 978-7-5067-4750-9

定价　**28.00 元**

本社图书如存在印装质量问题请与本社联系调换

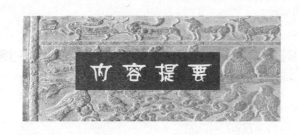

内 容 提 要

　　《伤寒来苏集》，柯琴著。柯琴，字韵伯，号似峰，明万历至清康熙年间人，生卒年代不得详考。浙江慈溪（今浙江余姚）人，后迁居虞山（今江苏常熟）。《清史稿·列传二百八十九》记载："柯琴，字韵伯，浙江慈溪人。博学多闻，能诗、古文辞。弃举子业，矢志医学。家贫，游吴，栖息于虞山，不以医自鸣，当世亦鲜知者。著《内经合璧》，多所校正，书佚不传。注《伤寒论》，名曰《来苏集》。"柯氏认为《伤寒论》成书未久，便因战火散佚，经后王叔和编次，方流传于后。然叔和之编次，已失其旧。其后又经宋臣校正，去仲景原貌更远。又有方又执、喻昌等各以己意更定伤寒，有悖仲景之旨。认为"胸中有万卷书，笔底无半点尘者，始可著书；胸中无半点尘，目中无万卷书者，才许作古书注疏。夫著书固难，而注疏更难"。仲景之文遗失者多，后人附会者亦复不少，故读《伤寒论》者，必"凝神定志，慧眼静观，逐条细勘，逐句研审"，"何者为仲景言，何者是叔和笔"。书中参引《内经》之旨，批先前注家之谬，悟仲景之旨，据论中太阳证、桂枝证、柴胡证诸词将《伤寒论》原文依六经方证重加编次，以证名篇，分立篇目。首列总论一篇，集《伤寒论》总论伤寒之条文，并详加注释，使人开卷便知伤寒论脉证得失之大局；其次依太阳、阳明、少阳、太阴、少阴、厥阴之序分述各经之脉证。每经之中，亦先立总纲，使读之便明每经大略；再以方证分篇目，将《伤寒论》之条文，各以类从；其后又附以各方证之加减变化，并予以注释。此书的校勘出版，缘于柯琴家藏本的发现，是学习研究柯琴著作的重要版本。

出版者的话

中华医学源远流长，博大精深。早在西汉时期，中医就具备了系统的理论与实践，这种系统性主要体现在中医学自身的完整性及其赖以存续环境的不可分割性。在《史记·扁鹊仓公列传》中就明确记载了理论指导实践的重要作用。在中医学的发展过程中，累积起来的每一类知识如医经、方剂、本草、针灸、养生等都是自成系统的。其延续与发展也必须依赖特定的社会人文、生态环境等，特殊的人文文化与生态环境正是构成中医学地域性特征的内在因素，这点突出体现在运用"天人合一"、"阴阳五行"解释生命与疾病现象。

但是，随着经济全球化趋势的加强和现代化进程的加快，我国的文化生态发生了巨大变化，中国的传统医学同许多传统文化一样，受到了严重冲击。许多传统疗法濒临消亡，大量有历史、文化价值的珍贵医药文物与文献资料由于维护、保管不善，遭到损毁或流失。同时，对传统医药知识随意滥用、过度开发、不当占有的现象时有发生，形势日益严峻。我国政府充分意识到了这种全球化对本民族文化造成的冲击，积极推动非物质文化遗产保护。2005 年《国务院办公厅关于加强我国非物质文化遗产保护工作的意见》指出："我国非物质文化遗产所蕴含的中华民族特有的精神价值、思维方式、想象力和文化意识，是维护我国文化身份和文化主权的基本依据。"

中医药是中华民族优秀传统文化的代表，是国家非物质文化遗产保护的重要内容。中医古籍是中医非物质文化遗产最主要的载体。杨牧之先生在《新中国古籍整理出版工作的回顾与展望》一文中说："古代典籍是一个民族历史文化的重要载体，传世古籍历经劫难而卓然不灭，必定是文献典籍所蕴含精神足以自传。……我们不能将古籍整理出版事业仅仅局限于一个文化产业的位置，要将它放到继承祖国优秀文化传统、弘扬中华民族精神、建设有中国特色的社会主义的高度来认识，从中华民族的文化传统和社会主义精神文明建设的矛盾统一关系中去理解。"《保护非物质文化遗产公约》指出要"采取措施，确保非物质文化遗产的生命力，包括这种遗产各个方面的确认、立档、研究、保存、保护、宣传、承传和振兴"。因此，立足于非物质文化遗产的保护，确立和展示中医非物质文化遗产博大精深的内容，使之得到更好的保护、传承和利用，对中医古籍进行整理出版是十分必要的。

而且，中医要发展创新，增强其生命力，提高临床疗效是关键。而提高临床疗效的捷径，就是继承前人宝贵的医学理论和丰富的临床经验。在中医学中，经典之所以不朽是因其经过了千百年临床实践的证明。经典所阐述的医学原理和诊疗原则，已成为后世医学的常规和典范，也是学习和研究医学的必由门径，通过熟读经典可以启迪和拓宽治疗疾病的思路，提高临床治疗的效果。纵观古今，大凡著名的临床家，无不是在熟读古籍，继承前人理论和经验的基础上成为一代宗师的。因此，"读经典做临床"具有重要的现实意义。

意识到此种危机与责任，我社于 2008 年始，组织全国中医权威专家与中医文献研究的权威机构推荐论证，按照"中医非物质文化遗产"分类原则组织整理了本套丛书。本套丛书包括《中医非物质文化遗产临床经典读本》（70 种）与《中医非物质文化遗产临床经典名著》（30 种）两个系列，共 100 个品种。其所选书目精当，涵盖了大量为历代医家推崇、尊为必读的经典著作，也包括近年来越来越受关注的，对临床具有很好指导价值的近代经典作品。

本次整理突出了以下特点：①力求准确；每种医籍均由专家遴选精善底本，加以严谨校勘，为读者提供准确的原文。②服务于临床，在书目选择上重点选取了历代对临床具有重要指导价值的作品。③紧密围绕中医非物质文化遗产这一主题，选取和挖掘了很多记载中医独特疗法的作品，尽量保持原文风貌，使读者能够读到原汁原味的中医经典医籍。

期望本套丛书的出版，能够真正起到构筑基础、指导临床的作用，并为中国乃至世界，留下广泛认同，可供交流，便于查阅利用的中医经典文化。

本套丛书在整理过程中，得到了作为本书学术顾问的各位专家学者的指导和帮助，在此表示衷心的感谢。本次整理历经数年，几经修改，然疏漏之处在所难免，敬请指正。

中国医药科技出版社
2010 年 12 月

校注说明

柯琴于公元 1669 年著《来苏集》，又称《伤寒论注》、《伤寒论来苏集》。公元 1674 年作《伤寒论翼》二卷、《伤寒附翼》二卷。后人将三书合为一集，通名之曰《伤寒来苏集》。根据柯琴自序，《来苏集》成书于清康熙己酉（公元 1669 年），初刻于清康熙四十五年（公元 1706 年）。1991 年出版的《全国中医图书联合目录》中著录今存最早的刻本是乾隆二十年乙亥（公元 1755 年）昆山马氏绥福堂刻本。此后有清乾隆丙戌博古堂刻本、清乾隆静远堂刻本、日本文政四年京都须原屋平左卫门刻本等 30 余种版本，传播甚广。

本次整理所采用的底本为柯琴家藏抄本《来苏集》，分上、下两卷，元、亨、利、贞四册，卷前钤有柯氏"似峰堂"堂号及"柯琴韵伯"朱印，半叶 9 行，每行 25 字，是否为柯氏手写，尚待详考。凡例第十一则后有"凡字傍圈者是主意，尖圈者是眼目，圈于字足者是句读，圈于字中者是段落，读者须知之"。正文有柯氏所点句读及希望读者注意的朱批圈点。书眉有柯氏所作眉批 83 处，为今通行诸本所未见。此四卷本未包含《伤寒论翼》与《伤寒附翼》，据柯琴《伤寒论注》自序说"岐伯、仲景之隐旨，发挥本论各条之下，集成一帙，名曰来苏"。叶天士的题记中亦称"迨慈溪柯韵伯注伤寒曰来苏四卷，又疏注附翼二卷"，可知此四卷本原名来苏。此次校勘所据校本主要用了清乾隆二十年乙亥（公元 1755 年）昆山马氏绥福堂刻本及 1956 年上海卫生出版社铅印本。

本次整理校注如下：

一、凡底本文字不误，一律不改动原文；各本有异文但无碍文义者，不出校记。凡有所校改，必有所依据，并出校注说明。

二、作者引用文献，凡属节引、意引而无损文义者，仍存其旧；对有明显错误者，则据原书予以校正，并出校注说明。

三、原书之眉批，均移于相应的正文以后，首以"批"字标明。

四、凡原文中表示文字位置的"右"、"左"，一律改为"上"、"下"，不出校注。

五、凡缺文无从补入者，均以"□"标示。

六、原书无标点，今采用国家颁布的《标点符号用法》进行标点。

七、据《来苏集·凡例》"凡字傍圈者是主意，尖圈者是眼目，圈于字足者是句读，圈于字中者是段落，读者须知之"，原文中圆圈以字下"。"表示，尖圈以字下"·"表示。

校注者
2009 年 10 月

叙

　　余少时多病，间留心于医，几二十年，见世之所为医者，大率以人命为常试者也。夫古人之诊病，先望其色，及形之肥瘠，次审其声属何音，及饮食起居，始病与今病，然后按其三部九候，批其隙而导其窾，鲜有不中者矣。今之医者，徒有切脉之名，不知四诊之理，阴阳虚实之别，立方而君臣倒置，处剂而寒热误投，于七情六淫内伤外感，茫乎其未之讲也，病欲不甚，其可得乎？余自春间病咳血，旋愈旋作，初用芩连而愈，继而寒凉不效，更进参芪而愈，后用温补不愈，复用寒凉而又不愈，以余一人之身，先后异施，至不可解，于是而叹医道之难言也，斯必有要领于其间矣。比至虞山，见吾乡似峰先生，儒者也，好为古文辞，又工于诗，余目为一书生耳，余未言及病，先生亦无一言及于医也，叶君天乐，言先生精于医，因就而商焉。先生曰：斯未求其本耳。诸寒之而热者取诸阴，所谓求其属也。君病阴虚而阳盛，以寒药治之，阳少衰，故病少愈耳，复进寒凉而阳亦虚，得温补而病稍愈耳，再进温补而阴愈虚，后进寒凉而阴阳俱虚，故绵连而不解矣。岂知脏府之源，有寒热温凉之主哉，必壮水之主，以制阳光，斯为合法，因立加减肾气汤方，一剂而喘嗽宁，再剂而神气爽，余乃服其得四诊之要妙，而深明夫阴阳虚实之原者也，以其儒而兼医，故理易明耳。吾谓必如似峰者，始可言医矣。且时医哓哓，而似峰恂恂，其立品高矣。立品高，则立言亦高。观其《来苏》

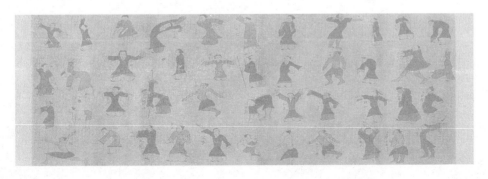

1

一书，上下千载，驰骋百家，前无古，后无今，竭智谈心，穷晰至理，揆之岐伯仲景之所传，锱铢不爽，余二十年来所见种种医书，未有如是之明且快也，斯真传世之文哉。惜其贫，勿能自振，行其道于通都大国，而栖息于虞山之邑，又不敢以医自鸣，故鲜有知之者，即有知之者，又鲜有豪侠者为之吹嘘于王公贵人间，此其名未之扬，其书未之广也。吾以慰先生，其多著书，广闻见，凝神食气，以极其理，徐以俟运会之来，世自有知己者。

时在己酉中秋后二日同邑友人孙金蛎介夫氏拜题

序

伏羲神农黄帝之书，尚有存焉者乎？曰：辞虽存，理则亡矣。何以言之？曰：卜筮始于畴易，至京关而岐矣，今之所为卜筮，不知易也，不知畴也；医学始于《灵》、《素》，至扁仓而岐矣，今之所为医，不知《灵》、《素》也；伤寒始于仲景，至刘、李而岐矣，今之治伤寒家，不知仲景也。夫圣人之道，至今不废者，若陶之为器，无二范也，若匠之削木，无二规矩也。本经素问灵枢难经其为经也四，仲景因之而论伤寒，犹陶之不离范，而匠之循其绳墨也，乃继起者则不然，如朱奉议、刘河间、张易州、李东垣、王好古、陶节菴辈相袭而相悖，相引而相反，辞愈繁而理愈昧。譬之于陶，以仲景为范，而中其式者鲜矣，譬之于材，以仲景为规矩，而合其绳墨者寡矣，即有善者，犹耳目口鼻，各有偏长而不相能也。世徒知通三才者为儒，而不知不通三才之理者，更不可以言医。医也者，非从经史百家探其源流，则勿能广其识，非参老壮之要，则勿能神其用，非彻三藏真谛，则勿能究其奥。故凡天以下，地以上，日月星辰，风雨寒暑，山川草木，鸟兽虫鱼，遐方异域之物，与夫人身之精气、神形、脏腑、阴阳、毛发、皮肤、血脉、筋骨、肌肉、津液之属，必极其理，夫然后可以登岐伯之堂，入仲景之室耳。奈何缙绅先生，以方术观医，而医道之晦蚀也久，又粗工曲学，家自立帜，人自□□，而医道之离畔又久，今业医者，或袭其肤，或剽其似，冥行以趋，贸贸奚之，诚大

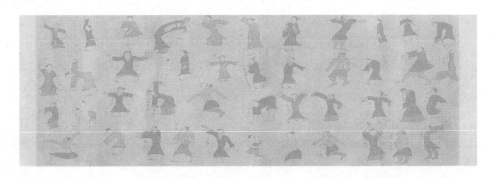

道凌夷，微言将绝之会乎。此韵伯先生，所以有《伤寒来苏》之作也，先生好学博闻，吾辈以大器期之，今焚书弃举，矢志于岐黄之学，此正读书耻为俗儒，业医耻为庸医者，其《内经合璧》一书，既为岐伯开生面矣，今复注疏伤寒，发仲景之精微，破诸家之僻见，千载迷途，一朝指破，岂特为医林幸哉，吾以为天下幸，且为后世幸。学者先看诸家议论，即细阅兹编，始知先生慧眼，超越前人耳，因笔之简端，以供同志之鉴赏焉。

虞山友人李诺楚重氏题

自　序

　　尝谓胸中有万卷书，笔底无半点尘者，始可著书；胸中无半点尘，目中无万卷书者，才许作古书注疏。夫著书固难，而注疏更难。著书者往矣，其间几经兵燹，几番播迁，几次增删，几许抄刻，亥豕者有之，襟伪者有之，脱落者有之，错简者有之。如注疏者著眼，则古人之隐旨明、尘句新；注疏者失眼，非依样葫芦，则另寻枝叶，鱼目溷珠，碔砆胜玉矣。《伤寒论》一书，经叔和编次，已非仲景之旧。仲景之文，遗失者多，叔和之文，附会者亦多矣。读是书者，必凝神定志，慧眼静观，逐条细勘，逐句研审，何者为仲景言，何者是叔和笔，其间若脱简、若倒句，与讹字、衍文，须一一指破，顷令作者真面目，见于语言文字间。且其笔法之纵横详略不同，或互文以见意，或比类以相形，可因此而悟彼、见微而知著者，须一一提醒，更令作者精神，见于语言文字之外，始可羽翼仲景，注疏《伤寒》。何前此注疏诸家，不将仲景书始终理会、先后合参，但随文敷衍，故彼此矛盾，黑白不辨，令碔砆与美璞并登，鱼目与夜光同珠。前此之疑灯未明，继此之迷涂更远，学者将何赖焉？如三百九十七法之言，既不见于仲景之序文，又不见于叔和之序例，林氏唱于前，成氏、程氏和于后，其不足取信，王安道已辨之矣。而继起者，犹琐琐于数目，即丝毫不差，亦何补于古人，何功于后学哉？然此犹未为斯道修罗也。独怪大青龙汤，仲景为伤寒中风无汗而兼烦躁者设，即

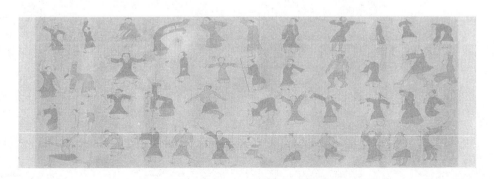

1

加味麻黄汤耳，而谓其伤寒见风，又谓之伤风见寒，因以麻黄汤主寒伤营，治营病而卫不病；桂枝汤主风伤卫，治卫病而营不病；大青龙主风寒两伤营卫，治营卫俱病。三方割据，瓜分太阳，又主寒多风少、风多寒少，种种蛇足，羽翼青龙，曲成三纲鼎立之说，巧言簧簧，洋洋盈耳，此郑声所为乱雅乐也。夫仲景之道，至平至易，仲景之门，人人可入，而使之茅塞如此，令学者如夜行歧路，莫之指归，不深可悯耶？且以十存一二之文，而谓之全篇，手足厥冷之厥，混同两阴交尽之厥，其间差谬，何可弹举？杨墨之道不息，孔子之道不著，医道之不明不行，此其故欤。孟子没而仲尼之道不传，千载无真儒矣。仲景没而岐黄之道莫传，千载无真医矣。此愚所以执卷长吁，不能已于注疏也。丙午秋，校正《内经》始成，尚未出而问世，以《伤寒》为世所甚重，故将仲景书校正而注疏之，分篇汇论，挈其大纲，详其细目，证因类聚，方随附之，倒句讹字，悉为改正，异端邪说，一切辨明。岐伯、仲景之隐旨，发挥本论各条之下，集成一帙，名曰来苏。不揣卑鄙，敢就正高明，倘得片言首旨，亦稍慰夫愚者之千虑云尔。

慈水柯琴韵伯氏题
时己酉初夏也

伤寒杂病论·原序

　　余每览越人入虢之诊，望齐侯之色，未尝不慨然叹其才秀也。怪当今居世之士，曾不留神医药，精究方术，上以疗君亲之疾，下以救贫贱之厄，中以保身长全，以养其生，但竞逐荣势，企踵权豪，孜孜汲汲，惟名利是务，崇饰其末，忽弃其本，华其外而悴其内，皮之不存，毛将安附焉？卒然遭邪风之气，婴非常之疾，患及祸至，而方震慄，降志屈节，钦望巫祝，告穷归天，束手受败。赍百年之寿命，持至贵之重器，委付凡医，恣其所措，咄嗟鸣呼！厥身已毙，神明消灭，变为异物，幽潜重泉，徒为啼泣。痛夫举世昏迷，莫能觉悟，不惜其命，若是轻生，彼何荣势之云哉！而进不能爱人知人，退不能爱身知己，遇灾值祸，身居厄地，蒙蒙昧昧，蠢若游魂。哀乎！趋世之士，驰竞浮华，不固根本，忘躯徇物，危若冰谷，至于是也。余宗族素多，向余二百，建安纪年以来，犹未十稔，其死亡者，三分有二，伤寒十居其七。感往昔之沦丧，伤横夭之莫救，乃勤求古训、博采众方，撰用《素问》、《九卷》、《八十一难》、《阴阳大论》、《胎胪药录》，并平脉辨证，为《伤寒杂病论》，合十六卷，虽未能尽愈诸病，庶可以见病知源。若能寻余所集，思过半矣。夫天布五行以运万类，人禀五常以有五藏，经络府俞，阴阳会通，玄冥幽微，变化难极。自非才高识妙，岂能探其理致哉。上古有神农、皇帝、岐伯、伯高、雷公、少俞、少师、仲文，中世有长桑、扁鹊，汉有公乘阳庆及

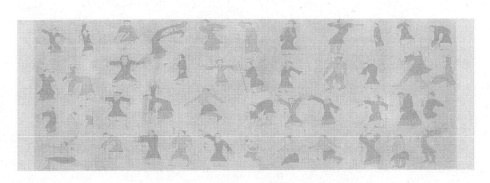

仓公，下此以往，未之闻也。观今之医，不念思求经旨，以演其所知，各承家技，终始顺旧，省疾问病，务在口给，相对斯须，便处汤药。按寸不及尺，握手不及足；人迎、趺阳，三部不参：动数发息，不满五十。短期未知决诊，九候曾无仿佛；明堂阙庭，尽不见察，所谓窥管而已。夫欲视死别生，实为难矣。孔子云：生而知之者上，学则亚之。多闻博识，知之次也。余宿尚方术，请事斯语。

汉长沙守南张机序

凡 例

一、《伤寒论》一书，自叔和编次后，仲景原篇，不可复见，虽章次混淆，犹得寻仲景面目。方、喻辈，各为更定《条辨》，既中邪魔，《尚论》复循陋习矣，大背仲景之旨。琴有志重编，因无所据，窃思仲景有太阳证、桂枝证、柴胡证等辞，乃宗此义，以证名篇，而以论次第之，虽非仲景编法，或不失仲景心法耳。

二、起手先立总论一篇，令人开卷便知伤寒家脉证得失之大局矣。每经各立总纲一篇，读此便知本经之脉证大略矣。每篇各标一证为题，看题便知此方之脉证治法矣。

三、是编以证为主，故汇集六经诸论，各以类从。其证是其经所重者，分别集经，如桂枝、麻黄等证，列太阳；栀子、承气等证，列阳明之类。其有变证化方，如从桂枝更变加减者，即附桂枝证后，从麻黄更变加减者，附麻黄证后。

四、叔和序例，固与仲景本论不合，所集脉法，其中有关于伤寒者，合于某证，即采附其间，片长可取，即得攀龙附凤耳。

五、六经中，有证治疏略，全条删去者。如少阴病，下利，白通汤主之；少阴病，下利，便脓血者，桃花汤主之等类，为既有下利脉微者，与白通汤，腹痛小便不利者，与桃花汤，之详，则彼之疏略者，可去矣。又有脉证各别，不相统摄者。如太阳病发汗太多因致痉，与脉沉而细，病身热足寒等证，三条，合一论，理甚明，故合之。

六、本论每多倒句，此古文笔法耳。如太阳病衄证，麻黄汤主之，语意在当发其汗下。前辈但据章句次序，不审前后文理，不顾衄家禁忌，竟谓衄后仍当用麻黄解表。夫既云衄乃解，又云自衄者愈，何得阵后兴兵？衄家不可发汗，更有明禁，何得再为妄汗？今人胶柱者多，即明理者亦多，为陶氏所惑，故将麻黄、桂枝、小青龙等条，悉为移正。

七、条中有冗句者删之，如桂枝证云：先发汗不解而复下之，脉浮者不愈。浮为在外，须解外则愈。何等直捷，在外下，更加而反下之，故令不愈。今脉浮，故知在外等句，要知此等繁音，不是汉人之笔。凡此等口角，如病常自汗出条，亦从删例。

八、条中有衍文者删之，有讹字者改之，有阙字者补之，然必详本条与上下条有据，确乎当增删改正者，直书之。如无所据，不敢妄动，发明注中，以俟高明之定夺。

九、加减方，分两制度，前法与本方同者，于方下书本方加某味、减某味。或一篇数方，而后方煎法与前方同者，于方末书煎法同。前方中药味修治同前者，如麻黄去节、杏仁去皮之类，俱不再注。附子必炮，若有生用者，注之。

十、可汗不可汗等篇，鄙俚固不足取，而六经篇中，多有叔和附入，合于仲景者取之。如太阳脉浮动数，三阳明论脾约脉证等条，与本论不合，无以发明，反以滋惑，剔出附后，候识者辨焉。

十一、正文逐句圈断，俱有深意。如本论中一字句最多，如太阳病脉、浮、头、项、强、痛六字，当作六句读，言脉气来尺寸俱浮，头与项强而痛。若脉浮两字连读，头项强痛而恶寒作一句读，疏略无味，则字字读断，大义先明矣。如心下温温欲吐，郁郁微烦之类，温温、郁郁，俱不得连读，连读则失其义矣。凡字傍圈者是主意，尖圈者是眼目，圈于字足者是句读，圈于字中者是段落，读者须知之。

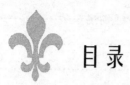

目录

目录

目

录

卷之上

南阳　张机　仲景　原文

慈谿　柯琴　韵伯　编注

伤寒总论

病有发热恶寒者，发于阳也，无热恶寒者，发于阴也。

无热，指初得病时，不是到底无热。发阴，指阳证之阴，非指直中于阴。阴阳指寒热，勿凿分营卫经络。按本论云：太阳病，或未发热，或已发热。已发热，即是发热恶寒；未发热，即是无热恶寒。斯时头项强痛已见，第阳气闭郁，尚未宣发，其恶寒、体痛、呕逆、脉紧，纯是阴寒为病，故称发阴，此太阳病发于阴也。又阳明篇云：病得之一日，不发热而恶寒。斯时寒邪凝敛，身热恶热，全然未露，但不头项强痛，是知阳明之病，发于阴也。推此，则少阳往来寒热前，但恶寒而脉弦细者，亦病发于阴，而三阴之反发热者，便是发于阳矣。

发于阳者七日愈，发于阴者六日愈，以阳数七、阴数六，故也。

寒热者，水火之本体；水火者，阴阳之征兆。七日合火之成数，六日合水之成数，至此，则阴阳自和，故愈。盖阴阳互为其根。阳中无阴，谓之孤阳；阴中无阳，便是死阴。若是直中之阴，无一阳之生气，安得合六成之数而愈耶？《内经》曰：其死

1

多以六、七日之间，其愈皆以十日以上。使死期亦合阴阳之数，而愈期不合者，皆治者不如法耳。

问曰：凡病欲知何时得，何时愈？答曰：假令夜半得病者，明日日中愈；日中得病者，夜半愈。何以言之？日中得病夜半愈者，以阳得阴则解也，夜半得病明日日中愈者，以阴得阳则解也。

上文论日期合阴阳之数而愈，此论愈时，于阴阳反盛时解，何也？阴盛极而阳生，阳盛极而阴生，阴阳之相生，正阴阳之相得，即阴阳之自和也。然此指病在一、二日愈者言耳，如六、七日愈者，则六经各以主时解，是又阳主昼，而阴主夜矣。

问曰：脉有阴阳，何谓也？答曰：凡脉浮、大、滑、动、数，此名阳也；脉沉、弱、涩、弦、迟，此名阴也。

眉批：微，借改迟，弱中兼该微义，此以阴阳对待言，迟脉断少不得。

脉有十种，阴阳两分，即具五法。浮、沉是脉体，大、弱是脉势，滑、涩是脉气，动、弦是脉形，迟、数是脉息，总是病脉，而非平脉也。

脉有对看法，有正看法，有反看法，有平看法，有仄看法，有彻底看法。如有浮即有沉，有大即有弱，有滑即有涩，有数即有迟，合之于病，则浮为在表，沉为在里，大为有余，弱为不足，滑为血多，涩为气少，动为搏阳，弦为搏阴，数为在府，迟为在藏，此对看法也。如浮、大、滑、动、数，脉气之有余者，名阳，当知其中有阳胜阴病之机；沉、弱、涩、弦、迟，脉气之不足者，名阴，当知其中有阴胜阳病之机，此正看法也。夫阴阳之在天地间也，有余而往，不足随之，不足而往，有余从之，知从知随，气可与期。故其始，为浮、为大、为滑、为动、为数，其继也，反沉、反弱、反涩、反弦、反迟者，是阳消阴长之机，其病为进；其始也，为沉、为弱、为涩、为弦、为迟，其继也，微浮、微大、微滑、微动、微数者，是阳进阴退之机，其病为欲愈，此反看法也。浮为阳，如更兼大、动、滑、数之阳脉，是为纯阳，必阳盛阴虚之病矣；沉为阴，而更兼弱、涩、弦、迟之阴脉，是为重阴，必阴盛阳虚之病矣，此为平看法。如浮而弱、浮而涩、浮而弦、浮而迟者，此阳中有阴，其人阳虚，而阴气早伏于阳脉中也，将有亡阳之变，当以扶阳为急务矣。如沉而大、沉而滑、沉而数者，此阴中有阳，其人阴虚，而阳邪下陷于阴脉中也，将有阴竭之患，当以存阴为深虑矣，此为仄看法。如浮、大、滑、动、数之脉，体虽不变，然始为有力之强阳，终为无力之微阳，知阳将绝矣；沉、弱、涩、弦、迟之脉，虽喜变而为阳，如忽然暴见浮、大、滑、动、数之状，是阴极似阳，知反照之不常，余烬之易灭也，是为彻底看法。更有真阴真阳之看法，所谓阳者，胃脘之阳也，脉有胃气，是知不死；所谓阴者，真藏之脉也，脉见真藏者死。然邪气之来也，紧而疾，谷气之来也，徐而和，此又不得以迟数之阴阳矣。

寸口脉，浮为在表，沉为在里，数为在府，迟为在藏。

寸口，兼两手六部而言，不专指右寸也。上古以三部九候决死生，是偏求法；以人迎、寸口、趺阳辨吉凶，是扼要法。自《难经》独取寸口，并人迎、趺阳不参矣。然气口成寸，为脉之大会，死生吉凶系焉，则内外脏腑之诊，全赖浮、沉、迟、数为大纲耳。浮、沉是审起伏，迟、数是察至数，浮、沉之间，迟、数寓焉。凡脉之不浮不沉而在中，不迟不数而五至者，谓之平脉，是有胃气，可以神求，不可以象求也。若一见浮、沉、迟、数之象，斯为病脉矣。浮象在表，应病亦为在表，浮脉虽有里证，主表，其大纲也。沉象在里，应病亦为在里，沉脉虽或有表证，主里其大纲也。数为阳，阳主热，而数有浮、沉，浮数应表热，沉数应里热，虽数脉多有病在藏者，然六府为阳，阳脉营其府，则主府其大纲也；迟为阴，阴主寒，而迟有浮、沉，浮迟应表寒，沉迟应里寒，虽迟脉多有病在府者。然五藏为阴，而阴脉綦其藏，则主藏其大纲也。脉状种种，总该括于浮、沉、迟、数，然四者之中，又以独浮、独沉、独迟、独数为准则，而独见何部，即以何部深求其表里脏腑之所在，病无遁情矣。

凡阴病见阳脉者生，阳病见阴脉者死。

起口用"凡"字，是开讲法，不是承接法，此与上文阴阳脉文同，而义则异也。阳脉指胃气言，所谓二十五阳者是也，五藏阳和之发见，故生；阴脉指真藏言，胃脘之阳不至于手太阴，五藏之真阴发见，故死。要知上文沉、涩、弱、弦、迟是病脉，不是死脉，其见于阳病最多。若真藏脉至，如肝脉中外急，心脉坚而搏，肺脉大而浮，肾脉之如弹石，脾脉之如喙距，反见有余之象，岂可以阳脉名之？若以胃脉为迟，真阴为数，能不误人耶？

寸脉下不至关为阳绝，尺脉上不至关为阴绝，此皆不治，决死也。若计余命生死之期，期以月节尅之也。

阴阳升降，以关为界。阳生于尺，而动于寸，阴生于寸，而动于尺，阴阳互根之义也。寸脉居上而治阳，尺脉主下而治阴，上下分司之义也。寸脉不至关，则阳不生阴，是为孤阳，阳亦将绝矣；尺不至关，则阴不生阳，是为孤阴，阴亦将绝矣。要知不至关，非脉竟不至，是将绝之兆，而非竟绝也，正示人以可续之机。此皆不治，言皆因前此失治，以至此，非言不可治也，正欲人急治之意，是先一着看法。夫上部有脉，下部无脉，尚有吐法；上部无脉，下部有脉，尚为有根；即脉绝不至，尚有灸法。岂以不至关便为死脉哉？看余命生死句，则知治之而有余命，不为月节所尅者多耳，此又深一层看法。脉以应月，每月有节，节者月之关也。失时不治，则寸脉不至关者，遇月建之属阴，必尅阳而死；尺脉不至关者，逢月建之阳支，则尅阴而死，此是决死期之法。若治之得宜，则阴得阳而解，阳得阴而解，是又阴阳自和而愈矣。

问曰：脉欲知病愈未愈者何以别之？曰：寸口、关上、尺中三处大小浮沉迟数同等，虽有寒热不解者，此脉阴阳为和平，虽剧当愈。

阴阳和平，不是阴阳自和，不过是纯阴、纯阳无驳杂之谓耳。究竟是病脉，是未愈时寒热不解之脉。虽剧当愈，非言不治自愈，正使人知此为阴阳偏胜之病脉，阳剧者当治阳，阴剧者当治阴，必调其阴阳，使浮者不浮，沉者不沉，大小迟数，不可名状，才是阴阳和平。失此不治，反加剧矣。

伤寒一日，太阳受之。脉若静者为不传。颇欲吐，若躁烦，脉数急者，为传也。

太阳主表，故寒邪伤人，即太阳先受。太阳脉浮，若见太阳之浮，不兼伤寒之紧，即所谓静也。脉静，证亦静，无呕逆、烦躁可知。今人有发热、恶寒、头项强痛，不须七日衰，一日自止者，正此不传之谓也。若受寒之日，颇有吐意，呕逆之机见矣。若见烦躁，阳气重可知矣。脉急数，阴阳俱紧之互文。传者，即《内经》人伤于寒，而传为热之传，乃太阳之气，生热而传于表，即发于阳者传七日之谓，非太阳与阳明、少阳经络相传之谓也。欲字、若字，是审其将然，脉数急，是诊其已然，此因脉定证法。

伤寒二三日，阳明、少阳证不见者，为不传也。

伤寒一日太阳，二日阳明，三日少阳者，是言见证之期，非传经之日也。岐伯曰：邪中于面，则下阳明；中于项，则下太阳；中于颊，则下少阳。其中膺背两胁，亦中其经。盖太阳经部位最高，故一日发；阳明经位次之，故二日发；少阳经位又次之，故三日发。是气有高下，病有远近，适其至所为故也。夫三阳各自受寒邪，不必自太阳始。诸家言三阳必从太阳传来者，未审斯义耳。若伤寒二日，当阳明病，若不见阳明表证，是阳明之热，不传于表也。三日少阳当病，不见少阳表证，是少阳之热，不传于表也。

伤寒三日，三阳为尽，三阴当受邪，其人反能食而不呕，此为三阴不受邪也。

受寒三日，不见三阳表证，是其人阳气冲和，不与寒争，寒邪亦不得入，故三阳尽不受邪也。若阴虚而不能支，则三阴受邪矣。岐伯曰：中于阴者，从臂胻始。故三阴各自受寒邪，不必阳经传授。所谓太阴四日、少阴五日、厥阴六日者，亦以阴经之高下，为见证之期，非六经部位，以次相传之日也。三阴受邪，病为在里，故邪入太阴，则腹满而吐，食不下；邪入少阴，欲吐不吐；邪入厥阴，饥而不欲食，食即吐蛔。所以然者，邪自阴经入藏，藏气实而不能容，则流于府。府者，胃也，入胃则无所复传，故三阴受病，已入于府者，可下也。若胃阳有余，则能食不呕，可预知三阴之不受邪矣。盖三阳皆看阳明之转旋，三阴之不受邪者，藉胃为之蔽其外也，则胃不特为六经出路，而实为三阴外蔽矣。胃阳盛则寒邪自解，胃阳虚，则寒邪深入阴经而为患，胃阳亡，则水浆不入而死。要知三阴受邪，关系不在太阳，而全在阳明。

伤寒六七日，无大热，其人躁烦者，此为阳去入阴故也。

上文论各经自受寒邪，此条是论阳邪自表入里证也。凡伤寒发热，至六七日，热退身凉为愈。此无大热，则微热尚存，若内无烦躁，亦可云表解而不了了矣。伤寒一日，即见烦躁，是阳气外发之机；六七日，乃阴阳自和之际，反见烦躁，是阳邪内陷之兆。阴者，指里而言，非指三阴也。或入太阳之本而热结膀胱，或入阳明之本而胃中干燥，或入少阳之本而胁下鞕满，或入太阴而暴烦下利，或入少阴而口燥舌干，或入厥阴而心中疼热，皆入阴之谓。

太阳病，头痛，至七日以上自愈者，以行其经尽故也。若欲再作经者，针足阳明，使经不传则愈。

旧说伤寒日传一经，六日至厥阴，七日再传太阳，八日再传阳明，谓之再经。自此说行，而仲景之堂，无门可入矣。夫仲景未尝有日传一经之说，亦未有传至三阴，而尚头痛者。曰头痛，是未离太阳可知；曰行，则与传不同；曰其经，是指本经而非他经矣。发于阳者七日愈，是七日乃太阳一经行尽之期，不是六经传变之日。岐伯曰七日太阳病衰，头痛少愈，有明证也，故不曰传足阳明，而曰欲再作经，是太阳过经不解，复病阳明而为并病也。针足阳明之交，截其传路，使邪气不得再入阳明之经，则太阳之余邪亦散，非归并阳明，使不犯少阳之谓也。

本论传经之说，惟见于此。盖阳明经起于鼻頞，旁纳太阳之脉，故有传经之义。目疼、鼻干，是其证也。若脚挛急，便非太阳传经矣。阳明经出大指端，太阳经出小指外侧，经络不相连接。十二经脉，足传手，手传足，阳传阴，阴传阳，与伤寒之六经，先阳后阴，先太后少之次第迥别。不知太阳传六经，阳明传少阳之说何据乎？细审仲景转属、转系、并病、合病等义，传经之妄，不辩自明矣。

风家表解而不了了者，十二日愈。

不了了者，余邪未除也。七日表解后，复过一候，而五藏元气始充，故十二日精神慧爽而愈。此虽举风家，而伤寒概之矣。如太阳七日病衰，头痛少愈，曰衰、曰少，皆表解而不了了之谓也。六经部位有高下，故发病有迟早之不同。如阳明二日发，八日衰，厥阴至六日发，十二日衰，则六经皆自七日解，而十二日愈矣。若误治，又不在此例。

仲景分别六经，各经俱有中风、伤寒脉证治法。叔和时，太阳篇，存者多而失者少，他经存者少而失者多。阳明篇，尚有中风脉证二条。少阳经只一条，而不及脉。三阴俱有中风欲愈脉，俱无中风脉证，以《伤寒论》为全书者，不亦疎乎？

上论伤寒诊病大略。

太阳证脉

太阳之为病，脉浮，头项强痛而恶寒。

仲景作《论》大法，六经各立病机一条，提揭一经纲领，必择本经至当之脉证而表章之。六经虽各有表证，惟太阳主表，故表证、表脉，独太阳得其全。如脉浮为在表，太阳象三阳，其脉气浮而有力，与阳明之兼长大，少阳兼弦细，三阴之微浮者，不侔矣。头项主一身之表，太阳经络，萦于头，会于项，故头连项而强痛，与阳明头额痛、少阳头角痛者，少间矣。恶寒为病在表，六经虽各恶寒，而太阳应寒水之化，故恶寒特甚，与阳明二日自止、少阳往来寒热、三阴之内恶寒者，悬殊矣。后凡言太阳病者，必据此条脉证。如脉反沉，头不痛，项不强，不恶寒，是太阳之变局矣。

仲景立六经总纲法，与《内经·热论》不同。太阳只重在表证、表脉，不重在经络主病。看诸总纲，各立门户，其意可知。

太阳病，发热、汗出、恶风、脉缓者，名为中风。

风为阳邪，风中太阳，两阳相搏，而阴气衰少。阳浮，故热自发，阴弱，故汗自出。中风、恶风，类相感也。风性散漫，脉应其象，故浮而缓。若太阳初受病，便见如此脉证，即可定其名为中风，而非伤寒矣。如寒风太厉，中之重者，或汗不出而脉反紧，其内证必烦躁，亦与伤寒之呕逆有别。

太阳病，或已发热，或未发热，必恶寒、体痛、呕逆，脉阴阳俱紧者，名曰伤寒。

太阳受病，当一二日发，故有即发热者，或有至二日发者。盖寒邪凝敛，热不遽发，非若风邪易于发热耳。然即发热之迟速，则其人所禀阳气之多寡，所伤寒邪之浅深，因可知矣。热虽有已发、未发之不齐，而恶寒、体痛、呕逆之证，阴阳俱紧之脉，先见，即可断为太阳之伤寒，而非中风矣。恶寒本太阳本证，而此复言者，别于中风之恶寒也。中风因风而兼恶寒，伤寒则无风而更恶寒矣。寒邪外束，故体痛，寒邪内侵，故呕逆。寒则令脉紧，阴阳指浮沉而言，不专指尺寸也。然天寒不甚，而伤之轻者，亦有身不疼、脉浮缓者矣。

太阳病，发热而渴，不恶寒者，为温病。

太阳病而渴，是兼少阴矣。然太、少两感者，必恶寒而且烦满。今不烦满，则不涉少阴；反不恶寒，则非伤寒，而为温病矣。温病内外皆热，所以别于中风、伤寒之恶寒发热也。此条不是发明《内经》冬伤于寒，春必病温之义，只概言太阳温病之证如此。若以春温释之，失仲景之旨矣。夫太阳一经，四时俱能受病，不必于冬。人之病温，不必因于伤寒，且四时俱能病温，不必于春。推而广之，则六经俱有温病，非独太阳一经也。余义详《内经》注疏中。

发汗已，身灼热者，名曰风温。

此正与《内经》伏寒病温不同处。太阳中暑，亦有因于伤寒者，虽渴而仍恶寒。太阳温病，反不恶寒而渴者，是病根不因于寒，而因于风，可知也。发热者，病为在表，法当汗解，然不恶寒，则非麻黄、桂枝所宜矣。风与温相搏，发汗不如法，风去而热反炽。灼热者，两阳相熏灼，转属阳明之兆也。

太阳病，关节疼痛而烦，脉沉而细者，此名湿痹。

上条不恶寒，是太阳变证，此条脉沉细，是太阳变脉。渴是少阴证，沉细是少阴脉，太阳、少阴为表里，故脉证相似也。然温自内发，与外感不同。湿伤于下，与伤上不同。故同为太阳受病，而脉证与总纲异耳。湿流骨节，故疼痛；太阳之气不宣，故烦；湿气痹，闭而不行，故脉应其象而沉细。太阳之脉，从风则缓，从寒则紧，从湿则细，伤上则浮，伤下则沉，当因证而合脉，勿据脉而断证。如病发热、头疼，脉当浮，反沉，是表证得里脉，故谓之反。如发汗多，因致痉而沉、细，与夏月中暑，而弦、细、芤、迟，皆因证而然，不得概谓之反。

太阳病欲解时，从巳至未上。

巳、午为阳中之阳，故太阳主之，至未上者，阳过其度也。人身阴阳，上合于天，天气至太阳之时，人身太阳之病，得藉其王气而解，此天人感应之理也。

欲自解者，必当先烦，乃有汗而解。何以知之？脉浮，故知汗出解也。

欲自解，便寓不可妄治意。诸经皆有烦，而太阳更盛，故有发烦、反烦、更烦、复烦、内烦等证。盖烦为阳邪内扰，汗为阳气外发，浮是阳盛之脉，脉浮，则阳自内发，故可必其先烦，见其烦，必当待其有汗，勿遽妄投汤剂也。汗出则阳胜，而寒邪自解矣。若烦而不得汗，或有汗而不解，则审脉定证，麻黄、桂枝、青龙，随所施而恰当矣。

太阳病未解，脉阴阳俱停，必先振栗，汗出而解。但阳脉微者，先汗出而解。但阴脉微者，下之而解。若欲下之，宜调胃承气汤。

言未解，便有当解意，停者，相等之谓。阳脉微二句，承上之辞，不得作三段看。太阳病，阳浮而阴弱，是阳强也。今阳脉微即是阴阳俱停，病虽未解，已见调和之脉，其解可知矣。脉但浮者，为阳盛，必先烦而有汗；阳脉微者，为阳虚，必先振栗而汗出。振栗，是阴津内发之兆，汗出，是阳气外发之征也，此阴阳自和而愈，可勿药矣。但阴脉微而阳脉仍浮，阳气重可知，与风寒初中之脉虽同，而热久汗多，津液内竭，不得更行桂枝汤，亦不得执太阳禁下之定法矣。表病有因里实而不解者，须下之而表自解。若欲下之，有踌躇顾虑之意。宜者，审定之辞，以其胃不调而气不承，故宜之耳。

此条是桂枝汤变局。阳已微，须其自汗；阳尚存，当知调胃。以太阳汗多，恐转属阳明，与针足阳明异法而同意。

太阳病，下之而不愈，因复发汗，此表里俱虚，其人因致冒，冒家汗出自愈。所以然者，汗出表和故也。得里未和，然后复下之。

太阳病，只得个表不和，初无下证，其里不和，多由汗、下倒施而得也。表里俱虚，指妄汗、下亡津液言。其阳邪仍实，故表里不解。冒者，如有物蒙闭之状，是欲汗之兆也。因妄下后，阳气怫郁在表，汗不得遽出耳。待汗出，冒自解，然但得个表和。其津液两虚，阳已实于里，故里仍未和。里证既得，然后下之，此虽复下，治不为逆矣。

问曰：病有战而汗出，因得解者，何也？答曰：脉浮而紧，按之反芤，此为本虚，故当战而汗出也。其人本虚，是以发战，以脉浮，故当汗出而解。若脉浮而数，按之不芤，此人本不虚。若欲自解，但汗出耳，不发战也。

眉批：删俾语四句。

战，即振慄之谓。治病必求其本，本者，其人平日禀气之虚实也。紧者，急也，与数同而有别，紧见于形象，数见于至数，凭象多假，据数多实，故于紧数之间，稍有虚实之分，必按之芤不扰，虚实之真假毕露矣。扰者，有边无中，本虚之象。

问曰：病有不战不汗出而解者，何也？答曰：其脉自微，此以曾经发汗，若吐、若下、若亡血，以内无津液。此阴阳自和，必自愈，故不战不汗出而解也。

内无津液，安能作汗？战因汗发，无汗故不战也。复用"此"字须着眼。妄治之后，内无津液，阴阳岂能自和？必当调其阴阳可知。不然，微为亡阳，将转成阴证矣。

问曰：伤寒三日，脉浮数而微，病人身凉和者，何也？答曰：此为欲解也。解以夜半，脉浮而解者，濈然汗出也；脉数而解者，必能食也；脉微而解者，必不汗出也。

眉批：大，借改不。

脉初浮数，今三日而转微，身初发热，今三日而自凉，即伤寒三日，少阳脉小，为欲愈之义也。此伤寒本轻，不须合六七日之期，亦不必求其有汗，夜半时，阳得阴，则余邪尽解矣。此下申明当汗不当汗之义，且暗补问中有不汗出句，勿作三段讲，言前此脉浮为阳盛，浮数为府热，能食则水谷多，皆有可汗之机，所当发汗者也，四句是互文，不过引起脉微句耳，此微与前条不同，因未曾妄治，津液未亡，故三日自解，是阴平阳秘，不须汗出也，正教人不当妄汗耳。

上论太阳脉证大略。

桂枝汤证上

太阳病，头痛、发热、汗出、恶风者，桂枝汤主之。

眉批：要知仲景诸方，皆因证而设，并不曾云伤寒主某方，中风主某方，杂病主某方，故一方而可治百病，正是医不执方处。

此条是桂枝本证，辨证为主，合此证即用此汤，不必问其为伤寒、中风与杂病也。今人凿分风、寒，不知辨证，故仲景佳方，置之疑窟。四证中，头痛是太阳本证。头痛、发热、恶风，与麻黄证同。本方重在汗出、恶风，而汗出犹为亲切，汗不出者，便非桂枝证。

太阳病，外证未解，脉浮弱者，当以汗解，宜桂枝汤。

此条是桂枝本脉，明脉为主。今人辨脉不明，故于证不合也。伤寒、中风、杂病，皆有外证。太阳主表，表证咸统属于太阳。然必脉浮弱者，方可用此解外。如但浮不弱，或浮而紧者，便是麻黄脉，即不得与桂枝汤，要知本方，只主外证之虚者。

太阳中风，阳浮而阴弱，阳浮者热自发，阴弱者汗自出，啬啬恶寒，淅淅恶风，翕翕发热，鼻鸣干呕者，桂枝汤主之。

眉批：桂枝之中风，见于鼻鸣干呕，大青龙之中风，隐于烦躁。

此太阳中风之桂枝证，非谓凡中风者，便当主桂枝也。前条脉证，是概风寒杂病而言。此条加中风二字，其脉其证，悉呈风象矣。上条，言脉浮而弱者，是弱从浮见。此阳浮者，是浮而有力，此名阳也。风为阳邪，此浮为风脉矣。眉批：浮中见弱，是虚脉，浮而有力，是风脉。阳盛则阴虚，沉按之而弱。阳浮者，因风中于卫，两阳相搏，故热自发，是卫强。阴弱者，因风中于营，血脉不宁，故汗自出，是营弱。两自字便见风邪之迅疾矣。啬啬，欲闭之状；淅淅，欲开之状，翕翕，难开难闭之状。虽风、寒、热三气交呈于皮毛，而动象自中风所由然也。风之体在动，风之用在声，风自皮毛入肺，自肺出鼻，鼻息不和则鸣，此声之见于外者然也。风淫于内，木动土虚，胃气不和，故呕而无物，此声之出于内者然也。干呕，是风侵胃府。鼻鸣，是风袭阳明，而称太阳者，以头项强痛故耳。亦以见太阳为三阳，阳过其度矣。

太阳病，初服桂枝汤，反烦不解者，先刺风池、风府，却与桂枝汤则愈。

前条治中风之始，此条治中风之变。桂枝汤煮取三升，初服者，先服一升也，却与者，尽其二升矣。热郁于心胸者，谓之烦；发于皮肉者，谓之热。麻黄证，发热无汗，热全在表；桂枝证，发热汗出，便见内烦。服汤反烦，而外热不解，非桂枝汤不当用也，以外感之风邪重，内发之阳气亦重耳。风邪本自项入，必刺风池、风府，疏通来路，以出其邪，仍与桂枝汤以和营卫。

眉批：风池，足太阳、督脉之会；风府，督脉、阳维之会，太阳中风者可刺。《内经》曰：表里刺之，服之饮汤。此法是矣。

太阳病，发热汗出者，此为营弱卫强，故使汗出。欲救风邪者，宜桂枝汤主之。

眉批：本篇论风者四条，论伤寒者六条，谓之治风而不治寒，可乎？

此释中风汗出之义，见桂枝汤为调和营卫而设，只重在汗出也。营者，阴也；卫者，阳也，阴弱不能藏，阳强不能密，故汗出。

形作伤寒，其脉不弦紧而弱。弱者必渴，被火者必谵语。弱者发热，脉浮解之，当汗出而愈。

眉批：发热，根必渴来，火攻，是未发热治法。

形作伤寒，见恶寒、体痛、厥逆矣。脉当弦紧，而反浮弱，其本虚可知。此东垣所云劳倦内伤证也。夫脉弱者，阴不足，阳气陷于阴分，必渴。渴者，液虚故也。若以恶寒而用火攻，津液亡，必胃寒而谵语可知。然脉虽弱而发热，身痛不休，宜消息和解其外，谅非麻黄所宜，必桂枝汤，啜热稀粥，汗出则愈矣。此为夹虚伤寒之脉证。

伤寒发汗，解半日许复烦，脉浮数者，可更发汗，宜桂枝汤。

前条，解伤寒之初，此条，解伤寒之后。前条因虚寒，此条因余热，卫解而营未解，故用桂枝更汗也。读此可知桂枝汤主风伤卫，治风而不治寒之谬矣。浮弱是桂枝脉，浮数是麻黄脉。眉批：数是麻黄汤脉，烦是桂枝汤证。仲景法，见麻黄脉证，即用麻黄汤，见桂枝脉证，便用桂枝汤。此不更进麻黄，而却与桂枝者，盖发汗而解，则麻黄证已罢。脉浮数者，因内烦而然，不得仍认为麻黄汤脉矣。麻黄汤纯阳之剂，不可以治烦。桂枝汤内配芍药，正所以治烦也。且此烦因汗后所致，若再用麻黄发汗，汗从何来？必用啜热粥法，始得汗生于谷耳。桂枝汤本治烦，服汤后，外热不解，而内热更甚，故曰反烦。麻黄证本不烦，服汤汗出，外热初解，而内热又发，故曰复烦。凡曰麻黄汤主之、桂枝汤主之者，定法也。服桂枝不解，仍与桂枝，汗解后复烦，更用桂枝者，活法也。眉批：麻黄发无汗之汗，桂枝发有汗之汗，发汗解，则有汗可知。服麻黄复烦者，可更桂枝，用桂枝反烦者，不得更用麻黄。且麻黄脉证，但可用桂枝更汗，不可先用桂枝发汗。此又活法中定法矣。

前二条，论治中风，此二条，论治伤寒，后二条，论治杂病，见桂枝方之大用如此。

病人脏无他病，时发热，自汗出而不愈者，此卫气不和也。先其时发汗则愈，宜桂枝汤主之。

脏无他病，知病只在形躯。发热有时，则汗出亦有时，不若外感者，发热汗出不休也。《内经》曰：阴虚者，阳必凑之，故时热汗出耳。未发热时，阳犹在卫，用桂枝汤啜稀热粥，先发其汗，使阴出之阳，谷气内充，而卫阳不复陷，是迎而夺之，令精胜而邪却也。

病常自汗出者，此为营气和。营气和者外不谐，以卫气不共营气和谐故耳。营行脉中，卫行脉外，复发其汗，营卫和则愈，宜桂枝汤。

眉批：删俾语二句。

发热时，汗便出者，其营气不足。因阳邪下陷，阴不胜阳，故汗自出也。此无热而常自汗者，其营气本足。因阳气不固，不能卫外，故汗自出。当乘其汗正出时，用桂枝汤啜稀热粥，是阳不足者，温之以气，食入于阴，气长于阳也。阳气普遍，便能卫外而为固，汗不复出矣。

和者，平也；谐者，合也。不和见卫强，不谐见卫弱，弱则不能合，强则不能密，皆令自汗。眉批：《内经》曰：审察卫气为百病母，因太过不及皆能为患尔。但以有热、无热别之，以时出、常出辨之，总以桂枝啜粥汗之。

上条发热汗出，便可用桂枝汤，见不必头痛、恶风俱备，此只自汗一证，即不发热者亦用之，更见桂枝方，于自汗为亲切耳。

眉批：本论云：伤寒中风，有柴胡证，但见一证便是用桂枝亦然。

太阳病，外证未解，不可下也。下之为逆。欲解外者，宜桂枝汤。

外证初起，有麻黄、桂枝之分。如当解未解时，惟桂枝汤可用，故桂枝为伤寒、中风、杂病解外之总方。凡脉浮弱、汗自出而表不解者，咸得而主也。即阳明病，脉迟汗出多者宜之，太阴病，脉浮者亦宜之，则知诸经外证之虚者，咸得同太阳未解之治法，又可见桂枝汤，不独为太阳用矣。

眉批：删俾语四句。

太阳病，先发汗不解，而复下之，脉浮者不愈。浮为在外，当须解外则愈，宜桂枝汤。

误下后而脉仍浮，可知表证未解，阳邪未陷，只宜桂枝汤解外，勿以脉浮故，仍用麻黄汤也。下后仍可用桂枝汤，乃见桂枝方力量如此。

太阳病，下之，其气上冲者，可与桂枝汤，用前法；若不上冲者，不得与之。

气上冲者，阳气有余也，故外虽不解，亦不内陷。仍与桂枝汤汗之，上冲者因而外解矣。

桂枝本上焦之剂，气上冲，犹是外证，不上冲，便是坏病。

上条，论下后未解脉，此条，论下后未解证，互相发明，更进桂枝之义。用前法，是啜稀热粥法，与后文依前法、如前法同。若谓汤中加下药，大谬。

伤寒，医下之，续得下利清谷不止，身疼痛者，急当救里；后圊便自调，身疼痛者，急当救表。救里宜四逆汤，救表宜桂枝汤。

寒邪在表而妄下之，移寒于脾，下利不止，继见完谷，胃阳已亡矣。身疼未除，是表里皆困，然犹幸此表邪之未除，里邪有可救之机也。凡病从外来，当先解外，此里证既急，当舍表而救里，四逆汤自不容缓。里证既瘥，表证仍在，救表亦不容缓矣。身疼本麻黄证，而下利清谷，其腠理之疎可知，必桂枝汤和营卫，而痛自解。故不曰攻，而仍曰救，救表仍合和中也。温中之后，仍可用桂枝汤，神乎神矣。

下利腹胀满，身体疼痛者，先温其里，乃攻其表，温里宜四逆汤，攻表宜桂枝汤。

眉批：桂枝与四逆相关，有缓急，与泻心相关，有次第，与承气相关，有分别，与麻黄、柴胡二方，又可相合。

下利而腹尚胀满，其中即伏清谷之机，先温其里，不待其急而知救也。里和而表不解，可专治其表，故不曰救而仍曰攻。

吐利止而身痛不休者，当消息和解其外，宜桂枝汤小和之。

吐利是脏腑不和，非桂枝汤所治；止后而身痛不休，是营卫不和，非麻黄汤所宜。和解其外，惟有桂枝一法；消息其宜，更有小与之法也。盖脉浮数，身疼痛，本麻黄之任，而在汗下后，则反属之桂枝。是又桂枝之变脉、变证，而非复麻黄之本证、本脉矣。

伤寒大下后，复发汗，心[1]下痞、恶寒者，表未解也。不可攻痞，当先解表，表解乃可攻痞。解表，宜桂枝汤，攻痞，宜大黄黄连泻心汤。

心下痞，是误下后里证；恶寒，是汗后未解证。里实表虚，内外俱病，皆因汗、下倒施所致也。表里交持，仍当遵先表后里，先汗后下之正法。盖恶寒之表，甚于身疼，心下之痞，轻于清谷，与急救之法不同。

此四条，是有表里证，非桂枝本病，亦非桂枝坏病。仲景治有表里证，有两解表里者，有只解表而里自和者，有只和里而表自解，与此先救里后救表、先解表后攻里，遂成五法。

伤寒不大便六七日，头痛身热者，与承气汤。其大便圊者，知不在里，仍在表也，当须发汗。若头痛者必衄，宜桂枝汤。

此辨太阳阳明之法也。太阳主表，头痛为主；阳明主里，不大便为主。然阳明亦有头痛者，浊气上冲也；太阳亦有不大便者，阳气太重也。六七日是解病之期，七日来仍不大便者，病为在里，则头痛身热属阳明。此外不解由于内不通也，下之，里和而表自解矣。若大便自去，则头痛身热，病为在表，仍是太阳，宜桂枝汗之。若汗后热退而头痛不除，阳邪盛于阳位也。阳络受伤，故知必衄，衄乃解矣。

本条当有汗出证，故合用桂枝、承气。有热，当作身热。大便圊，从宋本订正，恰合不大便句，见他本作小便清者谬。宜桂枝句，直接发汗来，仲景用桂枝发汗，不是用桂枝止衄。是用在未衄前，非用在已衄后。古文每多倒句法，读者勿以词害义可也。

---

[1] 心：原作必，字误，今据绥福堂本改。

太阳病，得之八九日，如疟状，发热恶寒，热多寒少，其人不呕，圊便欲自可，一日二三度发。脉微缓者，为欲愈也；脉微而恶寒者，此阴阳俱虚，不可更发汗、更吐、更下也；面色反有热色者，未欲解也，以其不得小汗出，身必痒，宜桂枝麻黄合半汤。

八九日，是当解未解之时，寒热如疟，是虚实互有之证。太阳以阳为主，热多寒少，是主胜客负，有将解之兆矣。若其人不呕，是胃无邪，圊便，是胃不实，脉微缓，是有胃气，应不转属于阳明。一日二三度发，是邪无可容之地，正胜邪却，可勿药也。若其人热虽多而脉甚微，无和缓之意，是阴弱而发热矣；寒虽少而恶之更甚，是阳虚而恶寒矣。阴阳俱虚，当调其阴阳，勿妄治，以虚其虚也。若其人热多寒少，而面色缘缘正赤者，是阳气怫郁，在表不得越。当汗不汗，其身必痒，当以麻桂二汤，各取三分之一，合为半服，而少汗之。盖八九日来，正气已虚，表邪未解，不可发汗，又不可不汗，故立此法耳。诸本俱是各半，今依宋本。

太阳病，发热、恶寒，热多寒少，脉微弱者，此无阳也，不可发汗，宜桂枝二越婢一汤。

本论无越婢证，亦无越婢方，不知何所取义，窃谓二字必误也。眉批：桂枝合越婢，便是大青龙，仲景云：若脉微弱者，服之则厥逆，筋惕肉𥆧，此为逆也，肓者欲阿仲景，谁知仲景不肯受诬。旧本取《金匮》方合之，注家各以私意附会其陋，皆仲景之罪人矣。此热多，是指发热，不是内热。无阳，是阳已虚，而阴不虚。不烦不躁，何得妄用石膏？观麻黄桂枝合半、桂枝二麻黄一二方，皆当汗之证。此言不可发汗，何得妄用麻黄？凡读古人书，须传信阙疑，不可文饰，况医书为性命所关，尤不可忽乎。且此等脉证最多，无阳不可发汗，便是仲景法旨。柴胡桂枝汤，便是仲景佳方，若不头项强痛，并不须合桂枝矣。读书无目，至于病人无命，愚故表而出之。

伤寒六七日，发热、微恶寒、肢节烦疼、微呕、心下支结，外证未去者，柴胡桂枝汤主之。

微恶寒，便是寒少。烦疼，只在四肢骨节间，比身疼腰痛时稍轻。此外证将解而未去之时也。微呕，是喜呕之兆，支结，是痞满之始，即阳微结之谓，是半在表半在里也。外证微，故取桂枝之半；内证微，故取柴胡之半。虽不及脉，而微弱可知；发热而烦，则热多可知。仲景制此轻剂，以和解，便以见无阳不可发汗者，用麻黄石膏为大谬矣。

桂枝汤

桂枝去粗皮　芍药　生姜各三两　甘草炙二两　大枣十二枚劈

上五味以水七升，微火煮取三升，去滓，适寒温，服一升。服已，须臾，啜热稀粥一升余，以助药力。

此为仲景群方之冠，乃滋阴和阳，调和营卫，解肌发汗之总方也。桂枝赤色通心，温能扶阳散寒，甘能益气生血，辛能解散风邪，内辅君主，发心液而为汗。故麻、葛、青龙，凡发汗御寒者，咸赖之。惟桂枝汤可不用麻黄，而麻黄汤不可无桂枝也。本方皆辛甘发散，惟芍药之酸苦微寒，能益阴敛血，内和营气，故能发汗而止汗。先辈言无汗不得服桂枝者，正以中有芍药能止汗也。芍药之功本在止烦，烦止汗亦止，故反烦、更烦与心悸而烦者，咸赖之。若倍加芍药，即建中之剂，非发汗之剂矣。是方也，用桂枝发汗，即用芍药止汗。生姜之辛，佐桂以解肌；大枣之甘，助芍以和里。

桂芍之相须，姜枣之相得，阳表阴里，并行而不悖，是刚柔相济，以为和也。甘草甘平，有安内攘外之能，用以调和气血者，即以调和表里，且以调和诸药矣。而精义又在啜热稀粥，以助药力。盖谷气内充，则外邪不复入，而热啜以继药之后，则余邪勿复留。复方之妙用又如此。故用之发汗，自不至于亡阳；用之止汗，必不至于贻患。今世医凡遇发热，不论虚实，便禁谷食，刻桂枝方者，俱削此法，是不知仲景之心法，而有七方之精义也！

温覆令一时许，遍身漐漐，微似有汗者益佳。不可令如水流漓，病必不除。若一服汗出病瘥，停后服，不必尽剂。

汗已遍身，则邪从汗解可知。漐漐，见汗有将收之状，微见汗出，少似有汗，知已遍身矣。此汗生于谷，正所以调和营卫，濡腠理，充肌肉，泽皮毛者也。令如水流漓，使阴不能藏精，精不胜，则邪不却，故病不除。世医只知大发其汗，即芍药亦不敢用，得汗后，尚要再汗，岂不误人！

若不汗，更服，依前法。又不汗，后服小促其间。半日许，令三服尽。

前自汗，乃卫中邪汗。服汤后反无汗，是卫分之邪汗已尽，但谷气未充，精气未敷于营分耳。依前法，使精胜而邪却，促其时，药势速则病除矣。

若病重者，一日一夜服，周时观之。服一剂尽，病证犹在者，更作服。若汗不出，乃服至二三剂。

言病重者，药必倍之。一日一夜，当二服，又勿以日夜各一服为拘，只因一时许，使当观其证若何，病瘥即停后服，病在即促后服，勿使间断，便服至三剂无妨。盖桂枝汤是调和营卫之剂，与麻黄汤专于发表不同，故可重汤叠剂以汗之，必不虑其亡阳也。此服桂枝汤大法，若施之他方则误矣。

禁生冷、黏滑、肉面、五辛、酒酪、臭恶等物。

凡服药便当禁此。因桂枝为首方，故录其后。以见药之不效者，皆此等恶物误之也。病家不知禁此，而归咎于稀热粥者，多矣。吾安得家说而人晓之。

每见病家服药二三剂，便为多，食恶物五六块尚为少，禁其谷味，反与麦饮，岂非大悖。

桂枝本为解肌，若其人脉浮紧，发热汗不出者，不可与也。当须识此，勿令误也。

眉批：营在肌分，世反谓桂枝治风伤卫而不治伤营可乎？本为解肌，便见不能解卫。

解肌者，解肌肉之汗也。因皮肤之汗自出，故不用麻黄。若脉浮紧，是麻黄汤脉，汗不出，是麻黄汤证。桂枝汤，无麻黄开腠理而达皮肤，有芍药敛阴津而制辛热。服之恐邪气凝结不能外解，势必内攻，为害滋大耳，故叮咛告戒如此。

桂枝之去皮者，去其粗皮也，正合解肌之义，昧者有去肌取骨之可笑。

酒客病，不可与桂枝汤，得汤则呕，以酒客不喜甘故也。

眉批：桂枝方治干呕，干呕因中风而烦，得汤则呕，是内热而温。

病指外证，言病在表，固不可下，更不可吐，桂枝方，脉紧无汗者，固在所禁，而平素好酒，湿热在中者，得甘必呕，此其人苦欲之情，又不可不知也。仲景用方，慎重如是，言外当知有葛根连芩以解表之法矣。

凡服桂枝汤吐者，其后必吐脓血也。

桂枝本汗剂，服之不汗而反吐，此为逆矣。要知桂枝汤，不特酒客当禁，凡热淫于内者，用甘温辛热以助其阳，不能解肌，反能涌越热势，所过致伤阳络，则吐脓血可必也。所谓桂枝下咽，阳盛则毙者以此。

上论桂枝汤十六条，凭脉辨证施治，详且悉矣。方后更制复方，又详言服法，示人以当用；详言药禁方禁，示人以不当用。既知其不当用，然后不失于所当用矣。仲景如此费心，后人视之茫然，总由编集者不知仲景苦心耳。要知仲景因脉证而立方，不特为伤寒中风设，亦不拘于一经，故有桂枝证、柴胡证等语。

桂枝汤证下

太阳病，三日，已发汗，若吐、若下、若温针，仍不解者，此为坏病，桂枝不中与也。观其脉证，知犯何逆，随证治之。

《内经》曰：未满三日者，可汗而已。已汗不解，须当更汗。吐、下、温针之法，非太阳所宜，而三日中，亦非吐下之时也。治之不当，故病仍不解。坏病者，即变证也。若误汗，则有遂漏不止，心下悸、脐下悸等证；妄吐，则有饥不能食，朝食暮吐，不欲近衣等证；妄下，则有结胸、痞硬，协热下利，胀满、清谷等证；火逆，则有发黄、圊血、亡阳、奔豚等证。是桂枝证已罢，故不可更行桂枝汤也。桂枝方以五味成方，若减一味，增一味，便不是桂枝汤。非谓桂枝竟不可用，下文皆随证治逆法。

服桂枝汤大汗出、脉洪大者，与桂枝汤如前法。若形如疟，日再发者，汗出必解，宜桂枝二麻黄一汤。

眉批：此证，本汤加麻黄、杏仁。

服桂枝汤，取微似有汗者佳，若令如水流漓，病必不除矣。然服后大汗者，仍可用桂枝更汗，非若麻黄之不可复用也。即大汗出后，脉洪大，大烦渴，是阳邪内陷，不是汗多亡阳。此大汗未止，内不烦渴，是病犹在表，桂枝证未罢也，当仍与桂枝汤，啜稀热粥，乘其势而更汗之，汗自漐漐，邪自不留矣。是法也，可以发汗，汗生于谷也，即可以止汗，精胜而邪却也。若不知发汗是止汗之义，而不用此法，使风寒乘汗客于玄府，必复恶寒发热如疟状。然疟，发作有时，日不再发，此则风气留其处，故日再发耳。必倍桂枝以解肌，少与麻黄以开表，所谓奇之不去，则偶之也。因其不知通因通用之妙，更假力于麻黄汤，此又服桂枝后少加麻黄之一法。

太阳病，发汗，遂漏不止，其人恶风，小便难，四肢微急，难以屈伸者，桂枝加附子汤主之。

眉批：此证，本汤加附子。

太阳固当汗，若不取微似汗，而发之太过，阳气无所止息，而汗出不止矣。阳之汗，以天地之雨名之，汗多亡阳，玄府不闭，风乘虚入，故复恶风。汗多于表，津竭于里，故小便难。四肢者，诸阳之末，阳气者，精则养神，柔则养筋，开阖不得，寒气从之，故筋急而屈伸不利也。此离中阳虚，不能摄水，当更用桂枝汤以补心之阳，阳密则漏汗自止矣。坎中阳虚，不能行水，必加附子以回肾之阳，阳归则小便自利矣。内外调和，则恶风自罢，而手足便利可知也。

漏不止，与大汗出同，若无变证，当仍与桂枝汤如前法闭矣。若形如疟，是玄府反闭，故少加麻黄以开之，此玄府不闭，故加附子以固之。大汗出后，而大烦渴，是阳陷于里，急当滋阴，故用白虎加人参。此漏不止而小便难，四肢不利，是阳亡于外，急以当扶阳，故用桂枝加附子，此发汗虽不举何汤，其为麻黄汤可知。盖桂枝汤有芍药而无麻黄，故虽大汗出，而玄府仍能闭，但能使阳陷于里，断不使阳亡于外耳。

此与伤寒自汗出条，颇同而义殊。彼脚挛急，在未汗前，是阴虚；此四肢急，在发汗后，是阳虚。自汗因心烦，其出微；遂漏因亡阳，故不止。小便数，尚未难，恶寒微，不若恶风之甚，挛急在脚，尚轻于四肢不利也，故彼芍药甘草汤，此用桂枝加附子，其命剂悬殊矣。

发汗后，身疼痛、脉沉迟者，桂枝去芍药生姜新加人参汤主之。

眉批：先辈云：不疑不悟，此条脉证，若只本方加参，不道姜芍宜去，反在两加字生疑，因悟当是去字，人参新加，姜芍不须更加可知矣，再将两条对勘，其为去字无疑。

加，今作去，新加二字，移在人参上，盖发汗后身疼是表虚，不得更兼辛散，故去生姜；沉为在里，迟为在藏，自当远斥阴寒，故去芍药。独存甘温之品以和营，更兼人参以通血脉，里和而表自解矣。名曰新加者，见表未解无补中法，今因脉沉迟故而始用也，此与用四逆汤，治身疼脉沉之法同义。彼在未汗前而脉反沉，是内外皆寒，故用干姜、生附大辛大热者，协甘草以逐里寒，而表寒自解。此在发汗后，而脉沉迟是内外皆虚，故用人参之补中益气者，以率领桂枝、甘、枣而通血脉，则表里自和也。此又与人参桂枝汤不同者，彼因妄下而胃中虚寒，故用姜术，表尚协热，故倍桂、甘。此因发汗不如法，亡津液而经络空虚，故加人参，胃气未伤，不须白术，胃中不寒，故不用干姜耳，此温厚和平之剂。

发汗，病不解，反恶寒者，虚故也，芍药甘草附子汤主之。

眉批：此证，本汤去桂枝、姜、枣加附子。

发汗后，反恶寒，里虚矣，表虽不解，急当救里，若反与桂枝攻表，此误也。故于桂枝汤去桂枝、姜、枣，加附子以温经散寒，助芍药、甘草以和中耳。

脚挛急，与芍药甘草汤，本治阴虚，此阴阳俱虚，故加附子，皆仲景治里不治表之义。

发汗过多，其人叉手自冒心，心下悸，欲得按者，桂枝甘草汤主之。

汗多则心液虚，心气馁，故悸；叉手自冒，则外有所卫，得按，则内有所凭，如此不堪之状，望之而知其虚矣。桂枝为君，独任甘草为佐，去姜之辛散、枣之泥滞，并不用芍药者，已不藉其酸收，且不欲其苦泄也，甘温相得，血气和而悸自平。此与心中烦、心下有水气而悸者，迥殊。

发汗后，其人脐下悸，欲作奔豚，茯苓桂枝甘草大枣汤主之。

眉批：此证，本方去芍药、生姜加茯苓。

心下悸，欲得按者，心气虚而不自安；脐下悸，欲作奔豚者，肾水乘心而上克矣。豚为水畜，奔则昂首疾驰，酷肖水势上干之象，因以名之。脐下悸时水气尚在下焦，欲作奔豚之兆，尚未发也，当先其时而急治之。君茯苓之淡渗，以伐肾邪，佐桂枝之甘温，以保心气，甘草、大枣培土以制水。亢则害者，承乃制矣。澜水，状似奔豚，而性则柔弱，故名劳水，用以先煮茯苓，取其不助肾邪，一惟趋下也。本方取味皆甘，以其畏泛耳。

服桂枝汤，或下之，仍头项强痛，翕翕发热，无汗，心下满微痛，小便不利者，桂枝去桂加茯苓白术汤主之。小便利则愈。

汗出不彻，而遽下之，心下之水气凝结不散，故反无汗而外不解，心下满而微痛也。然病根在心下，而病机在膀胱。若小便利者，病为在表，仍当发汗。如小便不利者，病为在里，是太阳之本病，而非桂枝证未罢矣。故去桂枝，而君以苓、术，则姜、芍即散邪行水之佐，甘、枣效培土制水之功。此水结中焦，只可利而不可散，所以与小青龙、五苓散不同法。但得膀胱水去，而太阳表里之证悉除，此谓治病必求其本也。

眉批：用五苓散云多服煖水汗出愈，此云小便利则愈，可明用桂去桂之理。

太阳病，二三日，不得卧，但欲起，心下必结，脉微弱者，此本有寒分也。反下之，若利止，必作结胸；未止者，四日复下之，此作协热利也。

不得卧，但欲起，在二三日，似乎与阳明并病矣。必是心下有结，故作此状。然结而不鞕，脉微弱而不浮大，此其人素有久寒宿饮，结于心下，非亡津液而胃家实也，当小青龙以逐水气。而反下之，表实里虚，当利不止。若利自止者，是太阳之热入，与心下之水气，交持不散，必作结胸矣。若利未止者，里既已虚，表尚未解，宜葛根汤、五苓散辈。医以心下结为病不尽，而复下之，表热里寒不解，此协热利所由来也。

太阳病，外证未除，而数下之，遂协热而利。利下不止，心下痞硬，表里不解者，桂枝人参汤主之。

眉批：此证，本方去芍药、生姜、大枣，加人参、白术、干姜。

上条论协热之因，此明下利之治也。外热未除，是表不解，利下不止，是里不解，此之谓有表里证。然病根在心下，非辛热，何能化痞而软硬？非甘温，无以止利而解表，故用桂枝、甘草为君，佐以干姜、参、术，先煎四物，后内桂枝，使和中之力饶，而解肌之气锐，予以奏双解表里之功，又一新加法也。

太阳病，桂枝证，医反下之，利遂不止，脉促者，表未解也。喘而汗出者，葛根黄连黄芩汤主之。

眉批：此证与本方不用一味，与大汗后用白虎条，皆大变桂枝法者。

桂枝证上，复冠太阳，见诸经皆有桂枝证，是桂枝不独为太阳设矣，葛根岂得为阳明药乎？桂枝证，脉本弱，误下后而反促者，阳气重故也。邪束于表，阳扰于内，故喘而汗出，利遂不止者，所谓暴注下迫，皆属于热，与脉微弱而协热下利不同。此微热在表，而大热入里，固非桂枝、芍药所能和，厚朴、杏仁所宜加矣。故君葛根之轻清以解肌，佐连、芩之苦寒以清里，甘草之甘平以和中，喘自除而利自止，脉自舒而表自解，与补中逐邪之法迥殊。上条脉证是阳虚，此条脉证是阳盛；上条表热里寒，此表里俱热；上条表里俱虚，此表里俱实。同一协热利，同是表里不解，而寒热虚实攻补不同。补中亦能解表，补中亦能除痞，寒中亦能解表，寒中亦能止利，神化极矣。

太阳病，下之后，脉促，胸满者，桂枝去芍药汤主之。若微恶寒者，去芍药方中加附子汤主之。

眉批：一证，本方去芍药，一证，本方去芍药加附子。

促为阳脉，胸满为阳证，然阳盛则促，阳虚亦促，阳盛则胸满，阳虚亦胸满。此下后脉促，而不汗出，胸满而不喘，非阳盛也，是寒邪内结，将作结胸之脉。桂枝汤阳中有阴，去芍药之酸寒，则阴气流行耶，邪自不结，即扶阳之剂矣。若微见恶寒，则阴气凝聚，恐姜、桂之力薄，不能散邪，必加附子之辛热，为纯阳之剂矣。仲景于桂枝汤，一加一减，遂成三法。

太阳病，下之，微喘者，表未解故也，桂枝加厚朴杏仁汤主之。喘家作桂枝汤，加厚朴、杏仁佳。

喘为麻黄证，治喘者，功在杏仁。此妄下后，表虽不解，腠理已疏，不当用麻黄，而宜桂枝矣。桂枝汤有芍药，若但加杏仁，则喘虽微，恐不胜任，复加厚朴以佐之，喘随汗解矣。

本太阳病，医反下之，因而腹满时痛者，属太阴也，桂枝加芍药汤主之。大实痛者，桂枝加大黄汤主之。

眉批：太阴本病属于寒，太阳转属尚为热，故加芍药。

眉批：上条曰太阳太阴并病，下段是太阴阳明并病。

腹满时痛，因于下后，是阳邪转属，非太阴本病矣，表证未罢，故仍用桂枝汤解外。满痛既见，故倍加芍药以和里。此病本于阳，故用阴和阳也。若因下后而腹大实痛，是太阳转属阳明而胃已实，尚未离乎太阳。此之谓有表里证矣，仍用桂枝汤，加大黄，以除实痛，此双解表里法也。凡妄下必伤胃气，胃气虚则阳邪袭阴，故转属太阴；胃气实，则两阳相搏，故转属阳明。属太阴则满痛不实，阴主虚也；属阳明则大实而痛，阳道实也。满而时痛，则下利之兆；大实而痛，是燥屎之证。桂枝加芍药，即建中之剂；桂枝加大黄，即调胃之方。

伤寒，若吐、若下后，心下逆满，气上冲胸，起则头眩，脉沉紧，发汗则动经，身为振振摇者，茯苓桂枝白术甘草汤主之。

眉批：此证，本方去芍药、姜、枣加茯苓、白术。

伤寒初起，正当发表，若吐、若下，非法也。然吐下后，不转属太阴，而心下逆满，气上冲胸，阳气内扰可知，起则头眩，表阳虚亦可知矣。若脉浮者，可与桂枝汤如前法。今脉沉紧，是为在里，反发汗以攻表，经络更虚，故一身振摇也。夫诸紧为寒，而指下须当深辨。浮沉俱紧者，伤寒初起之本脉也；浮紧而沉不紧者，中风脉也。若下后，结胸热实，而脉沉紧，便不得谓之里寒。此吐下后而气上冲者，更非里寒之脉矣。盖紧者，弦之别名，弦如弓弦，言紧之体，紧如转索，谓弦之用，故弦、紧二字，可以并称，亦可互见。浮而紧者名弦，是风邪外伤。此沉紧之弦，是木邪内发。观厥阴为病，气上撞心，正可为此证发明也。吐下后，胃中空虚，木邪为患，故君茯苓以清胸中之肺气，而治节出；用桂枝散心下之逆满，而君主安；白术培既伤之胃土，而元气复；佐甘草以调和气血，而营卫以行，头自不眩，身自不摇矣。若遇粗工，鲜不认为真武证。

烧针令其汗，针处被寒，核起而赤者，必发奔豚，气从小腹上冲心者，灸❶其核上各一壮，与桂枝加桂汤。

眉批：此证，本汤全方加桂。

寒气不能外散，发为赤核，是奔豚之兆也。从小腹冲心，是奔豚之气象也。此阳气不舒，阴气反胜，必灸其核以散寒邪，服桂枝以补心气。更加桂者，不特益火之阳，且以制木邪而逐水气耳。前条发汗后脐下悸，是水邪欲乘虚而犯心，故君茯苓以正治之，则奔豚自不发。此表寒未解，而小腹气冲，是木邪挟水气以凌心，故于桂枝汤，倍加桂以平肝气，而奔豚自除。前在里而未

---

❶ 灸：原作炙，字误，今据绥福堂刻本改。

发，此在表而已发，故治有不同。

伤寒脉浮，医以火迫劫之，亡阳，必惊狂，起卧不安者，桂枝去芍药加蜀漆龙骨牡蛎救逆汤主之。

眉批：此证，本汤去芍药加蜀漆、龙骨、牡蛎。

伤寒者，寒伤君主之阳也。以火迫劫汗，并亡离中之阴，此为大逆矣。妄汗亡阴，而曰亡阳者，心为阳中之太阳，故心之液为阳之汗也。惊狂者，神明扰乱也。阴不藏精，惊发于内；阳不能固，狂发于外。起卧不安者，起则狂，卧则惊也。凡发热自汗者，是心液不收，桂枝方用芍药，是酸以收之也。此因迫汗，津液既亡，无液可敛，故去芍药。加龙蛎者，取其咸以补心，重以镇怯，涩以固脱，故曰救逆也。且去芍药之酸，则肝家得辛甘之补；加龙、蛎之咸，肾家有既济之力。此虚则补母之法，又五行承制之妙理矣。蜀漆不见本草，未详何物，若云常山苗则谬。

火逆，下之，因烧针，烦躁者，桂枝甘草龙骨牡蛎汤主之。

眉批：此证，本方去芍药、姜、枣加龙骨、牡蛎。

三番误治，阴阳俱虚竭矣。烦躁者，惊狂之渐，起卧不安之象也，急用桂枝甘草以安神，龙骨牡蛎以救逆。

上论桂枝坏病十八条。凡坏病不属桂枝者，见各证中。

桂枝汤证附方

桂枝二麻黄一汤

本桂枝汤二分，麻黄汤一分，合为二升，分再服。后人合为一方，夫仲景异道同归之活法。

白虎加人参汤

石膏一斤，研，绵裹　甘草二两，炙　粳米六两　人参三两

上五味，以水一斗，煮米熟汤成，去滓，温服一升，日三服。

桂枝加附子汤

本方加附子一枚，炮，去皮，破八片，煎服同前，不须啜粥。

桂枝去芍药生姜加人参新加汤

本方去芍药、生姜，加人参三两，用水一斗二升，余法同。

芍药甘草附子汤

芍药　甘草各三两，炙　附子一枚，炮，去皮，破八片

上三味，以水五升，煮取一升五合，去滓，分温三服。

桂枝甘草汤

桂枝四两，去皮　甘草二两，炙

上二味，以水三升，煮取一升，去滓，顿服。

茯苓桂枝甘草大枣汤

茯苓半斤　桂枝四两，去皮　甘草二两，炙　大枣十二枚

上四味，以甘澜水一斗，先煮茯苓减二升，内诸药，煮取三升，去渣，温服一升，日三服。

桂枝去桂加茯苓白术汤

芍药　生姜　白术　茯苓各三两　甘草二两，炙　大枣十二枚

上六味，以水八升，煮取三升，去滓，温服一升。

桂枝人参汤

桂枝　甘草炙，各四两　人参　白术　干姜各二两

上五味，以水九升，先煮四味，取五升，内桂，更煮取三升，去渣，温服一升，日再服，夜一服。

葛根黄连黄芩汤

葛根半斤　黄连　黄芩各三两　甘草炙，二两

上四味，以水八升，先煮葛根减二升，内诸药，煮取二升，去渣，分温再服。

桂枝去芍药加附子汤

桂枝四两　生姜三两　甘草二两　大枣十二枚　附子三枚，炮

上五味，以水六升，煮取二升，去滓，分温三服。

桂枝加厚朴杏仁汤

本方加厚朴二两，去皮　杏仁五十枚

上七味，以水七升，微火煮取三升，去滓，温服一升，覆取微似汗。

桂枝加芍药汤

本方加芍药三两　余同法

桂枝加大黄汤

本方加大黄二两　芍药三两　余同法。

按：《论》中无芍药，疑误。

茯苓桂枝白术甘草汤

茯苓四两　桂枝三两　白术　甘草炙，各二两

上四味，以水六升，煮取三升，去滓，分温三服。

桂枝加桂汤

本方加桂枝　二两　余同法。

桂枝去芍药加蜀漆龙骨牡蛎救逆汤

桂枝　蜀漆　生姜各三两　甘草二两　大枣十二枚　龙骨四两
牡蛎五两

上七味，以水一斗二升，先煮蜀漆减二升，内诸药，煮取三
升，去滓，温服一升。

桂枝甘草龙骨牡蛎汤

桂枝一两　甘草炙　龙骨　牡蛎炙，各二两

上四味，以水五升，煮取二升半，去滓，温服八合。

上方共一十八首。

伤寒，脉浮、自汗出、小便数、心烦、微恶寒、脚挛急，反
与桂枝汤，欲攻其表，此误也。得之便厥，咽中干、烦躁吐逆
者，作甘草干姜汤与之，以复其阳。若厥愈足温者，更作芍药甘
草汤与之，其脚即伸。若胃气不和，谵语者，少与调胃承气汤。

此非桂枝证，而形似桂枝，碔砆类玉，大宜着眼。

桂枝证，以自汗出为提纲。然除头痛、发热、恶寒、恶风及
鼻鸣、干呕外，有一件不合桂枝者，便非桂枝证，即不得以自汗
出为主张矣。此条种种似桂枝证，只脚挛急一件不合桂枝，便当
于其不合处推求，不头痛，不发热，不恶风，微恶寒，又不鼻鸣
干呕，则种种皆不是桂枝证，惟自汗出一件是桂枝证，便当于自
汗出推求。太阳有自汗证，阳明亦有自汗证。则心烦、微恶寒，
是阳明表证，小便数、脚挛急，是阳明里证，便当认为阳明伤
寒，而不可误作太阳中风矣。然证不在表，不当用桂枝；证不在
里，不当用承气。证在半表半里之间，法当去桂枝、姜、枣之

散，而任芍药、甘草之和矣。芍药酸寒，用以止烦，敛自汗而利小便；甘草甘平，用以泻心，散微寒而缓挛急。斯合乎不从标本，从乎中治之法也。反与桂枝汤攻表，津液越出，汗多亡阳，脚挛急者，因而冷厥矣。咽干、烦躁、吐逆，皆因胃阳外亡所致，必作甘草干姜汤，救桂枝之误，而先复其胃脘之阳，阳复则厥愈而足温矣。变证虽除，而芍药甘草之证未罢，必更行芍药甘草汤，滋其阴而脚即伸矣。或胃实而谵语，是姜、桂遗热所致也，少与调胃承气和之。服硝、黄以对待乎姜、桂，仍不失阳明燥化之治法耳。

问曰：六经皆始于足，脚挛急，独归阳明者何？阳明主血所生病，血虚则筋急，且挛急为燥证燥化，又属阳明故也。曰：太阳主筋所生病，非太阳乎？曰：太阳脉盛于背，故背中脉，太阳居其四行；阳明脉盛于足，故两足脉，阳明居其六行。《内经》曰：身重难以行者，胃脉在足也。是脚挛当属阳明矣。故头项强、项背强、腰脊强，凡身以后者属太阳；颈动几几、脚挛急，凡身以前者属阳明。即如痉病，项强急、时头热、独头摇、卒口噤、背反张者，太阳也；胸满口噤、卧不着席、必断齿、脚挛急者，阳明也。愚谓仲景杂病论，亦应分六经者，此类是欤？

自汗、心烦、恶寒，皆阳虚证，独以脚挛，认是阴虚；咽干、烦躁，皆阳盛证，独以厥，认是亡阳。独处藏奸，仲景偏能看破。

曰反与，曰少与，是用成方；曰作，曰更作，是制新方。两若字，有不必然意。若厥愈而足伸，则不必更作芍药甘草，若阳复而胃和，不必再与调胃承气。

甘草干姜汤

甘草四两，炙　干姜二两

上二味，以水三升，煮取一升五合，去滓，分温再服。

芍药甘草汤

芍药四两　甘草四两，炙　余法同前

问曰：仲景每用桂、附以回阳，此只用甘草、干姜者何？曰：斯正仲景治阳明之大法也。太阳、少阴，从本从标，其标在上，其本在下，其标在外，其本在内。所谓亡阳者，亡肾中之元阳也，故必用桂、附之下行者回之，从阴引阳也。阳明居中，故不从标本，从乎中治。所谓阳者，胃脘之阳也，用甘草、干姜以回之，从乎中也。然太少之阳不易回，回则诸证悉解。阳明之阳虽易回，既回而诸证仍在，变证又起，故更作芍药甘草汤继之，少与调胃承气和之，是亦从乎中也。此两阳合明，气血俱多之部，故不妨微寒之而微利之，与他经亡阳之治不同耳，此又用阴和阳之法。

桂枝辛甘，走而不守，即佐以芍药，亦能亡阳；干姜辛苦，守而不走，故君以甘草，便能回阳。芍药亲下而主里，以酸收之性，协甘草之平降，位同力均，则直走阴分，故脚挛可愈。

甘草干姜，得理中之半，取其守中，不须其补中。芍药甘草汤，得桂枝之半，用其和里，不许其攻表。

上论疑似桂枝证。

麻黄汤证上

太阳病，头痛、发热、身疼、腰痛、骨节疼痛、恶风、无汗而喘者，麻黄汤主之。

太阳主一身之表，风寒外束，阳气不舒，故一身尽疼。太阳脉抵腰中，故腰痛。太阳主筋所生病，诸筋者，皆属于节，故骨节疼。病从风寒得之，故恶风。风寒客于人，则皮毛闭，故无汗。太阳为诸阳生气，阳气郁于内，故喘也。太阳为开，立麻黄汤以开之，诸证悉除矣。

麻黄八证，头痛，发热、恶风，同桂枝证，无汗、身疼，同大青龙证，本证重在发热、身疼、无汗而喘。

本条，不冠伤寒，又不言恶寒，而言恶风。先辈言麻黄汤主治伤寒，不治中风，似非确论，当知麻黄汤、大青龙，治中风之重剂，桂枝汤、葛根汤，治中风之轻剂，在伤寒可通用之，非主治伤寒之剂也。

脉浮者，病在表，可发汗，宜麻黄汤。脉浮而数者，可发汗，宜麻黄汤。

前条论证，此条论脉，互相发明，但言浮而不兼，言迟弱者，是浮而有力也。然必审其为热在表，才可用。若浮而大，有热属藏者，当攻之，不令发汗矣。若浮数而痛偏一处者，身虽疼，不可发汗矣。

数者，急也，即紧也。紧则为寒，指受寒而言；数则为热，指发热而言。辞虽异而意则同。故脉浮紧者，即是麻黄汤证。

脉浮而数，浮为风，数为虚。风为热，虚为寒，风虚相搏，则洒淅恶寒也。

脉浮为在表者何？以表有风邪故也。邪之所凑，其气必虚。数本为热，而从浮见，则数为虚矣。风为阳邪，阳浮则热自发。数为阳虚，阳虚则畏寒。凡中风寒，必发热恶寒者，风虚相搏而然也。

诸脉浮数，当发热而洒淅恶寒，若有痛处、饮食如常者，畜积有脓也。

浮数之脉，而见发热恶寒之证，不独风寒相同，而痈疡亦有然者。此浮为表而非风，数为实热而非虚矣。发热为阳浮，而恶寒非阳虚矣。若欲知其不是风寒，当以内外证辨之。外感则头项痛、身痛、骨节痛、腰脊痛，非痛偏一处矣。外感则呕逆，或干呕，不得饮食如常矣。如此审之，有畜积而成痈脓者，庶不至误作风寒治，则举疮家一证例之。治伤寒者，见诸脉证之相同，皆当留意其间耳。

疮家身虽疼，不可发汗，汗出则痉。

疮家病，因与外感不同，疮家治法，与风寒亦异。若以风寒之法治之，其变亦不可不知也。疮虽痛偏一处，而血气壅遏，亦有遍身疼者。然与风寒有别，汗之则津液越出，筋脉血虚，挛急而为痉矣。诸脉证之当辨，正此故耳。

脉浮数者，法当汗出而愈。若身重心悸者，不可发汗，当自汗出乃解。所以然者，尺中脉微，此里虚，须表里实，津液自和，便汗出愈。

眉批：删若下之三字。

脉浮数者，于脉法当汗，而尺中微，则不敢轻汗，以麻黄为发汗之重剂故也。此表指身，里指心，有指营卫而反遗心悸者非矣。身重是表热，心悸是里虚，然悸有因心下水气者，亦当发汗。故必细审其尺脉，尺主里，微主虚，尺中脉微，此心悸为里虚明矣。须表里实，仲景意在言外，里虚者，必须实里，欲津液和，须用生津液。若坐而待之，则表邪愈实，心液愈虚，焉能自汗？此表是带言，只重在里，表原实也。至自汗出，则里实而表和矣。

寸口脉浮而紧，浮则为风，紧则为寒。风则伤卫，寒则伤营，营卫俱病，骨肉烦疼，当发其汗也。

风寒本自相因，必风先开其腠理，寒得入于经络。营卫俱伤，则一身内外之阳不得越，故骨肉烦疼，脉亦应其象而变见于寸口也。紧为阴寒，而从浮见，是阴盛阳虚，汗之则愈矣。

紧者，急也，即数也。紧以形象言，数以至数言。紧则为寒，指伤寒也；数则为热，指发热也。辞虽异而义则同，故脉浮数浮紧者，皆是麻黄证。

脉法，以浮为风，紧为寒，故提纲以脉阴阳俱紧者名伤寒。大青龙脉亦以浮中见紧，故名中风。则脉但浮者，正为风脉，宜麻黄汤。是麻黄汤，固主中风脉证矣。

麻黄汤证，发热、骨节疼，便是骨肉烦疼，即是风寒两伤，营卫俱病。先辈何故以大青龙治营卫两伤？麻黄汤治寒伤营而不伤卫？桂枝汤，治风伤卫而不伤营？曷不以桂枝证之恶寒，麻黄证之恶风一反勘耶？要知冬月风寒，本同一体。故中风伤寒，皆恶风恶寒，营病卫必病。中风之重者，便是伤寒；伤寒之浅者，便是中风。不必在风、寒上细分，须当在有汗、无汗上着眼耳。

太阳病，脉浮紧、无汗、发热、身疼痛，八九日不解，表证仍在，此当发其汗，麻黄汤主之。服药已，微除，其人发烦、目暝，剧者必衄，衄乃解。所以然者，阳气重故也。

脉证同大青龙，所异者，外不恶寒，内不烦躁耳。发于阳者七日愈，八九日不解，其人阳气重可知。然脉紧无汗、发热身疼，是麻黄证未罢。仍与麻黄，只微除在表之风寒，而不解内扰之阳气。其人发烦、目暝，见不堪之状可知阳络受伤，必迫血上行而衄矣。血之与汗，异名同类，不得汗，必得血，不从汗解而从衄解，更可必矣。此与热结膀胱，血自下者，同一局也。

太阳脉，从自目内眦，纳阳明脉于鼻。鼻，阳也，目，阴也，血虽阴类，从阳气而升，则从阳窍而出。故阳盛则衄，阳盛则阴虚，阴虚则目瞑也。

解后复烦，烦见于内，此余邪未尽，故用桂枝更汗。微除、发烦，是烦见于外，此大邪已解，故不可更汗，仲景每有倒句法，前辈随文衍义，谓当再用麻黄以散余邪，不知将衄乃解句，何所着落。

伤寒，脉浮紧者，麻黄汤主之。不发汗，因致衄。

脉紧无汗者，当用麻黄汤发汗，则阳气得泄，不伤阴血，所谓夺汗者无血也。不发汗，阳气内扰，阳络伤，则衄血，是夺血者无汗也。若用麻黄汤再汗，液脱则毙矣。言不发汗，因致衄，岂有因致衄，更发汗之理？观少阴病，无汗而强发之，血从口鼻，或从目出，可不惧哉！亟为校正，恐误人耳。

太阳病，脉浮紧，发热身无汗，自衄者愈。

汗者心之液，即血之变见于皮毛者也。寒邪坚敛于外，腠理不能开发，阳气大扰于内，不能出玄府而为汗，故逼血妄行，而假道于肺窍也。今俗称为红汗，得其旨哉！

衄家不可发汗，汗出必额上脉紧急，目直视，不能眴，不得眠。删一字

太阳脉，起自目内眦，上额。已脱血而复汗之，津液枯竭，故脉紧急，目直视也，亦心肾俱绝矣。目不转，故不能眴；目不合，故不得眠。

脉浮紧者，法当身疼痛，宜以汗解之。假令尺中迟者，不可发汗，以营气不足、血少故也。删五字

脉浮紧者，以脉法论，当身疼痛，宜发其汗。然寸脉虽浮紧，而尺中迟，则不得据此法矣。尺主血，血少则营气不足，虽

发汗，决不能作汗，反虚正气，不特身疼不除，亡血、亡津液之变起矣。

假令，是设辞，是深一层看法，此与脉浮数而尺中微者同义。阳盛者，不妨发汗，变证惟衄，衄乃解矣。阴虚者不可发汗，亡阳之变，恐难为力。

太阳与阳明合病，喘而胸满者，不可下，麻黄汤主之。

三阳俱受气于胸中，而部位则属阳明。若喘属太阳，呕属少阳，故胸满而喘者，尚未离乎太阳。虽有阳明可下之证，而不可下。如呕多，虽有阳明可攻之证，而不可攻，亦以未离乎少阳也。

阳明病，脉浮，无汗而喘者，发汗则愈，宜麻黄汤。

太阳有麻黄证，阳明亦有麻黄证，则麻黄汤不独为太阳设也。见麻黄证，即用麻黄汤，此是仲景大法。

上论麻黄脉证。

麻黄汤

麻黄三两，去节　桂枝二两　甘草炙，一两　杏仁七十个，去尖

上四味，以水九升，先煮麻黄，减二升，去上沫，内诸药，煮取二升半，去滓，温服八合，覆取微似汗。不须啜粥，余如桂枝将息法。

麻黄，青色入肝，中空外直，宛如毛窍骨节状。故能旁通骨节，除一身之疼，直达皮毛，为卫分驱风散寒之第一品药。然必藉桂枝入心，通血脉，出营中汗，而卫分之邪，乃得尽去而不留。故桂枝汤可不用麻黄，而麻黄汤不可无桂枝也。杏为心果，温能散寒，苦能下气，故为驱邪定喘之第一品药。桂枝汤，发营中汗，须啜稀热粥者，以营行脉中，食入于胃，浊气归心，淫精于脉故耳。麻黄汤，发卫中汗，不须啜粥者，此汗是太阳寒水之

气，在皮肤间，腠理开而汗自出，不须假谷气以生汗也。

一服汗者，停后服。汗多亡阳，遂虚，恶风、烦躁不得眠也。汗多者，温粉扑之。

此麻黄汤禁也。麻黄汤为发汗重剂，故慎重如此。其用桂枝汤，若不汗，更服，若病重，更作服，若汗不出，可服至二三剂。又刺后可复汗，汗后可复汗。下后可复汗。此麻黄汤，但云温服八合，不言再服，则一服汗者，停后服，汗出多者，温粉扑之，自当列此后。大青龙烦躁在未汗先，是为阳盛。此烦躁在发汗后，是为阴虚。阴虚则阳无所附，宜白虎加人参汤。若用桂、附以回阳，其不杀人者鲜矣。

太阳病，十日以去，脉浮细而嗜卧者，外已解也。设胸满胁痛者，与小柴胡汤；脉但浮者，与麻黄汤。

脉微细，但欲寐，少阴证也。浮细而嗜卧，无少阴证者，虽十日后，尚属太阳，此表解而不了了之谓。设见胸满嗜卧，亦太阳之余邪未散；若兼胁痛，是太阳少阳合病矣，以少阳脉弦细也。少阳为枢，枢机不利，一阳之气不升，故胸满胁痛而嗜卧，与小柴胡和之。若但浮不细，是浮而有力也。无胸胁痛，则不属少阳。但浮不大，则不涉阳明，是仍在太阳也。太阳为开，开病及阖，故嗜卧。与麻黄汤以开之，使卫气行阳，太阳仍得主外而喜寤矣。与太阳初病，用以发汗不同，当小其制而少与之。

上论麻黄柴胡相关证。

麻黄汤证下

太阳病，得之八九日，如疟状，发热恶寒，热多寒少。其人不呕，圊便欲自可，一日二三度发，脉微缓者，为欲愈也。脉微而恶寒者，此阴阳俱虚，不可更发汗、更下、更吐也。面色反有热色者，未欲解也。以其不得小汗出，身必痒，宜桂枝麻黄合半汤。

太阳病，七日以上自愈者，以行其经尽故也。八九日不解，恶寒发热如疟，是将转系少阳矣。太阳以阳为主，热多寒少，是主胜而客负，此为将解之证。若其人不呕，是胃无寒邪，圊便，是胃无热邪，脉微缓，是脉有胃气，一日二三度发，是邪无可容之地。斯正胜而邪却，可勿药也。若其人热多寒少，脉甚微，而无和缓之意，是弱多胃少曰脾病，此至阴虚矣。但恶寒而不恶热，是二阳虚矣。阴阳俱虚，当调其阴阳，阴阳自和，则病自愈，不可更用汗、吐、下法也。若其人热多寒少，而面色缘缘正赤者，是阳气怫郁在表不得越。当汗不汗，其身必痒，汗出不彻，未欲解也。可少发汗，故将桂枝麻黄二汤，各取二分之一，合为半服而与之。所以然者，以八九日来，正气已虚，邪犹未解，不可更汗，又不可不汗，故立此和解法耳。旧本俱作各半，今从宋本校正。

麻黄桂枝合半汤

桂枝汤三合，麻黄汤三合，并为六合，顿服。

后人算其分两，合作一方，大失仲景用偶方之意。

太阳病，发热恶寒、热多寒少、脉微弱者，此无阳也，不可发汗，宜桂枝二越婢一汤。

此与上条中节同义。

本论无越婢证，亦无越婢方。《金匮要略》有越婢汤方，世本取合者即是也。窃谓仲景言不可发汗，则不用麻黄可知；言无阳，则不用石膏可知。若非方有不同，必抄录者误耳。宁缺其方，勿留之以滋惑也。

上论麻黄桂枝合半证。

未持脉时，病人叉手自冒心，师因试令咳，而不咳者，此必两耳聋，无闻也。所以然者，以重发汗，虚，故如此。

汗出多，则心液虚，故叉手外卫，此望而知之。心寄窍于耳，心虚，故耳聋，此问而知之。

病人脉数，数为热，当消谷引食。而反吐者，此以发汗令阳气微、膈气虚，脉乃数也。数为客热，不能消谷，以胃中虚冷，故吐也。

上条，因发汗而心血虚，此因发汗而胃气虚也，与服桂枝汤而吐者不同矣。此因证论脉，不是拘脉谈证。未汗浮数，是卫气实；汗后脉数，是胃气虚。故切居四证之末，当因证而消息其虚实也。

病人有寒，复发汗，胃中冷，必吐蚘。

有寒，是未病时原有寒也。内寒则不能化物，饮食停滞而成蚘。以内寒之人，复感外邪，当温中以逐寒。若复发其汗，汗生于谷，谷气外散，胃脘阳虚，无谷气以养蚘，故蚘动而上从口出也。蚘多不止者，死，吐蚘不能食者，亦死。

发汗后，腹胀满者，厚朴生姜甘草半夏人参汤主之。

此条不是妄汗，以其人本虚，故也。上条汗后见不足证，此条汗后反见有余证。邪气盛则实，故用厚朴姜夏，散邪而除胀满；正气夺则虚，故用人参甘草，补中而益元气。

发汗后，水药不得入口为逆。若更发汗，必吐不止。

阳重之人，大发其汗，有升无降，故水药拒隔而不得入也。若认为中风之干呕、伤寒之呕逆，而更汗之，则吐无止期，胃气大伤矣。此热在胃口，须用栀子汤、瓜蒂散，因其势而吐之，亦通因通用法也。五苓散，亦是下剂，不可认为水逆而妄用之。

汗家重发汗，必恍惚心乱。小便已，阴疼；与禹余粮丸。

汗家，平素多汗人也。心液大脱，故恍惚心乱，甚于心下悸矣。心虚于上，则肾衰于下，故阴疼。余粮，土之精气所融结，用以固脱而镇怯，故为丸治之。

厚朴生姜半夏甘草人参汤

厚朴炙，去皮　生姜　半夏洗，各半斤　甘草二两　人参一两

上五味，以水一斗，煮取三升，去滓，温服一升，日三服。

上论汗后虚证。

发汗后，不可更行桂枝汤。无汗而喘，大热者，可与麻黄杏子甘草石膏汤。

下后不可更行桂枝汤。若无汗而喘、大热者，可与麻黄杏子甘草石膏汤。

二条"无"字，旧本误在大热上。前辈因循不改，随文衍义，为后学之迷涂。粗工之杀具矣。仲景每于汗下后，表不解者，用桂枝更汗而不用麻黄。此则内外皆热而不恶寒，必其用麻黄汤后，寒解而热反甚，与发汗解半日许复烦，下后而微喘者大不侔也。发汗而不得汗。或下之而仍不汗，喘不止，其阳气重可知矣。若与桂枝加厚朴杏仁汤，下咽即毙耳。故于麻黄汤去桂枝之辛热，加石膏之甘寒，佐麻黄而发汗，助杏仁以定喘，一加一减，温解之方，转为凉散之剂矣。未及论证，便言不可更行桂枝汤。见得汗下后表未解者，更行桂枝汤，是治风寒之常法。

麻黄杏仁甘草石膏汤

麻黄四两　杏仁五十粒　甘草二两，炙　石膏半斤

上四味，以水七升，煮麻黄减二升，去上沫，内诸药，煮取二升，去滓，温服一升。

病发于阳，而反下之，热入因作结胸。若不结胸，但头汗出，余处无汗，至颈而还，小便不利，身必发黄也。

寒气侵人，人即发热以拒之，是谓发阳。助阳散寒，一汗而寒热尽解矣。不发汗而反下之，热反内陷，寒气随热而入，入于胸而必结者，瘀热在里故也。热气炎上，不能外发，故头有汗而身无汗。若小便利，则湿热下流，邪亦内解；不利，则湿热内蒸于脏腑，黄色外见于皮肤矣。

伤寒瘀热在里，身必发黄，麻黄连翘赤小豆汤主之。

热反入里，不得外越，谓之瘀热，非发汗以逐其邪，湿热不散。然仍用麻黄、桂枝，是抱薪救火矣。于麻黄汤去桂枝之辛热，加连翘、梓皮之苦寒，以解表清火而利水，一剂而三善备。且以见太阳发黄之治，与阳明迥别也。

麻黄连翘赤小豆汤

麻黄　连翘　甘草　生姜各二两　赤小豆一升　生梓白皮一斤
杏仁四十枚　大枣十二枚

上八味，以潦水一斗，先煮麻黄，再沸，去上沫，内诸药，煮取三升，去滓，分温三服，半日服尽。

此汤以赤小豆、梓白皮为君，而反冠以麻黄者，以兹汤为麻黄汤之变剂也。瘀热在中，则心肺受邪，营卫不利。小豆赤色，为心家谷，入血分而通经络，行津液而利膀胱。梓皮色白，专走肺经，入气分而理皮肤，清胸中而散瘀热。故以为君。更佐连翘、杏仁、大枣之苦甘，泻心火而和营；麻黄、生姜、甘草之辛甘，泻肺火而调卫。潦水味薄，能降火而除湿，故以为使。半日服尽者，急方通剂，不可缓也。此发汗利水，又与五苓双解法径庭矣。

上论麻黄汤变证。

葛根汤证

太阳病，项背强几几，无汗、恶风者，葛根汤主之。

太阳病，项背强几几而汗出恶风者，桂枝加葛根汤主之。

眉批：旧本误作反汗。

足太阳脉，自络脑而还出下项，挟背脊。此风从风池而入，不上干于脑，而下行于背，故头不痛而项背强也。几几，项背牵动之状，动中见有强意。凡风伤卫分，则皮毛闭，故无汗；风伤营分，则血动摇，故汗自出。不可以本证之无汗为伤寒而非中风，亦不可以他条之自汗出必中风而非伤寒也。桂枝、大青龙证，恶风兼恶寒者，是中冬月之阴风，此恶风不恶寒者，是三时鼓动之阳风。风胜而无寒也，故君葛根之甘凉，减桂枝之辛热，大变麻、桂二汤温散之法。

《内经》云：东风生于春。病在肝，俞在颈项；中央为土，病在脾，俞在脊。又：秋气者，病在肩背。以此知项背强，不属冬月之寒风。

《易》以艮为山，又以艮为背。山主静，人以背应之。故元首四肢俱主动，而背独主静也。葛根禀气轻清，而赋体则厚重。此不惟取其轻以去实，复取其重以镇动也。此又培土宁风之法。

太阳与阳明合病，必自下利，葛根汤主之。

不举两经相合何等病，但举下利为言，是病偏于阳明矣。太阳主表，则不合下利。下利而曰必，必阳并于表、表实而里虚，故耳。葛根为阳明经药，惟表实里虚者宜之。而胃家实者，非所

47

宜也，故仲景于阳明经中，反不用葛根。若谓其能亡津液而不用，则与本草生津之义背矣。若谓其能大开肌肉，何反加于汗出恶风之合病乎？有汗无汗，下利不下利，俱得以葛根主之。是葛根与桂枝同为解肌和中之剂，与麻黄之专于发表不同。

太阳与阳明合病，不下利，但呕者，葛根加半夏汤主之。

太阳阳明合病，太阳少阳合病，阳明少阳合病，必自下利，则下利似乎合病当然之证。今不下利而呕，又似乎与少阳合病矣。于葛根汤加半夏，兼解少阳半里之邪，便不得为三阳合病。

葛根汤

葛根四两　麻黄三两　生姜三两　桂枝二两　芍药二两　甘草二两　大枣十二枚

上七味，以水一斗，先煮麻黄、葛根，减二升，去上沫，内诸药，煮取三升，去滓，温服一升，覆取微似汗，不须啜粥。余如桂枝将息及禁忌。

轻可以去实，麻黄、葛根是也。沫为浊物，去沫者，正取其清阳发腠理之义耳。葛根能佐麻黄而发表，佐桂枝以解肌。不须啜稀热粥者，开其腠理而汗自出，凉其肌肉而汗自止，是凉散以驱风，不必温中以逐邪矣。

桂枝加葛根汤

本方加葛根四两。旧本有麻黄者误。

葛根加半夏汤

本方加半夏半升。

大青龙汤证

太阳中风，脉浮紧、发热恶寒、身疼痛、不汗出而烦躁者，大青龙汤主之。

风有阴阳，太阳中风，汗出脉缓者，是中于鼓动之阳风。此汗不出而脉紧者，中于凛冽之阴风矣。风令脉浮，浮紧而沉不紧，与伤寒阴阳俱紧之脉有别也。发热恶寒，与桂枝证同。身疼痛，不汗出，与麻黄证同。惟烦躁是本证所独，故制此方，以治风热相搏耳。热淫于内，则心神烦扰。风淫末疾，故手足躁乱，此即如狂之状也。风盛于表，非发汗不解。阳郁于内，非大寒不除。此本麻黄证之剧者，故于麻黄汤，倍麻黄以发汗，加石膏以除烦耳。

凡云太阳，便具恶寒头痛。若见重者，条中必更提之。凡称中风，则必恶风。桂枝证复提恶风者，见恶寒不甚。此恶寒甚，故不见其更恶风也。

眉批：发汗、恶寒、无汗、烦躁，此系补句以补古文之段落。

伤寒，脉浮缓、发热恶寒、无汗烦躁、身不疼，但重、乍有轻时、无少阴证者，大青龙汤发之。

寒有重轻、伤之重者，脉阴阳俱紧而身疼；伤之轻者，脉浮缓而身重。亦有初时脉紧渐缓，初时身疼，继而不疼者。眉批：中风□□皆当如此诊法。诊者，勿执一以为拘也。本论云：伤寒三日，阳明脉大，少阳脉小。脉弦细者属少阳，脉浮缓者系太阴，可以见伤寒无定脉矣。然脉浮紧者，必身疼，脉浮缓者身不疼，中风伤寒皆然，又可谓之定脉定证耳。眉批：浮紧浮缓之脉皆不。脉浮缓下，当有发热恶寒、无汗、烦躁等证。盖脉浮缓，身不疼，见表证固轻。但身重，乍有轻时，见表证将罢，必以无汗烦躁。故合用大青龙耳。无少阴证，仲景正为不汗出而烦躁之注。

因少阴亦有发热、恶寒、无汗、烦躁之证，与大青龙同，法当温补。若反与麻黄之散，石膏之寒，真阳立亡矣。必使人细审其所不用，然后不失于所当用也。

前条是中风之重证，此条是伤寒之轻证。仲景只为补出无少阴句，与上文烦躁，互相发明耳，意不重在伤寒。盖烦躁是阳邪，惟伤寒之轻者有之，重者必呕逆矣。

若脉微弱、汗出恶风者，不可服，服之则厥逆、筋惕肉瞤。此为逆也。

大青龙为重剂，不特少阴伤寒不可用。即太阳中风，亦不可轻用也。此条与桂枝方禁对照：脉浮紧，汗不出者，是麻黄证，不可与桂枝汤，以中有芍药能止汗也；脉微弱，自汗出者，是桂枝证，不可与大青龙，以中有麻黄、石膏故也。夫脉微而恶风寒者，此阴阳俱虚，不可用麻黄发汗；脉微弱而自汗出者，此无阳也，不可用石膏清里。何则？石膏泻胃脘之阳，服之则胃气不至于四肢，必手足厥逆；麻黄散卫外之阳，服之则气血不周于身，必筋惕肉瞤。此仲景所深戒也。且脉紧身疼，宜以汗解者，只尺中迟，即不可发汗，况微弱乎？

大青龙证之不明于世者，许叔微为之俑也。其言曰：桂枝治中风，麻黄治伤寒，大青龙治中风见寒脉、伤寒见风脉，三者如鼎立。此三大纲所由来乎？愚请先以脉论。夫中风而脉浮紧，伤寒而脉浮缓，是仲景互文见意处。言中风脉多缓，然亦有脉紧者；伤寒脉当紧，然亦有脉缓者。盖中风伤寒，各有浅深，或因人之强弱而异，或因地之高下而异、或因时之乖和而异。证固不可拘，脉即不可执。如阳明中风而脉浮紧，太阴伤寒而脉浮缓，不可谓脉紧必伤寒，脉缓必中风矣。按《内经》脉滑曰风，则风脉原无定象，又盛而紧曰胀，则紧脉不专属伤寒。又缓而滑曰热中，则缓脉亦不专指中风矣。且阳明中风，有脉浮而紧者，又有脉弦浮大者，必欲以脉浮缓者为中风，则二条将属之何证耶？今人但以太阳之脉缓自汗、脉紧无汗，凿分风寒、割裂营卫，并不知他经皆有中风，即阳明之中风，无人谈及矣。请只以太阳言之，太阳篇言中风之脉证者二：一曰太阳中风，阳浮而阴弱，阳浮者热自发，阴弱者汗自出，啬啬恶寒、淅淅恶风、翕翕发热、鼻鸣干呕者，桂枝汤主之。一曰太阳中风脉浮紧，发热恶寒、身疼痛、不汗出而烦躁者，大青龙汤主之。以二证相较：阳浮，见寒之轻，浮紧，见寒之重；汗出，见寒之轻，不汗出，见寒之重；啬啬淅淅，见风寒之轻，翕翕见发热之轻，发热恶寒，觉寒热之俱重；鼻鸣，见风之轻，身疼，见风之重；自汗干呕，见烦之轻，不汗烦躁，见烦之重也。言伤寒脉证者二：一曰，太阳病，或未发热，或已发热，必恶寒、体痛、呕逆、脉阴阳俱紧者，名曰伤寒。一曰，伤寒脉浮，自汗出，小便数，心烦、微恶寒，脚挛急。以二证相较：微恶寒，见必恶寒之重，体痛，觉挛急之轻；自汗出、小便数、心烦，见伤寒之轻，或未发热，见发热之难，必先呕逆，见伤寒之重；脉浮，见寒之轻，阴阳俱紧，见寒之重。中风伤寒，各有轻重如此。今人必以伤寒为重，中风为轻，但知分风寒之中、伤，而不辨风寒之轻、重，于是有伤寒见风、中风见寒之遁辞矣。合观之，则不得以脉缓自汗为中风定局，更不得以脉紧无汗为伤寒而非中风矣。由是推之，太阳中风，以火发汗者，无汗可知，其脉紧亦可知；太阳中风，下利呕逆，其人漐漐汗出，其脉缓亦可知也。要知仲景平脉辨证，只审虚实。不论中风伤寒，脉之紧缓，但于指下有力者为实，脉弱无力者为虚；不汗出而烦躁者为实，汗出多而烦躁者为虚；证在太阳而烦躁者为实，证在少阴而烦躁者为虚。实者可服大青龙，虚者便不可服，此最易晓也。要知仲景立方，因证而设，不专因脉而设。大青龙方为风寒在表，而兼热中者设，不专为无汗而设。

故中风有烦躁者可用，伤寒而烦躁者亦可用。盖风寒本是一气，故汤剂可以互投。论中有中风伤寒互称者，如青龙是也；中风伤寒并提者，如小柴胡是也。仲景但细审脉证而施治，何尝拘拘于中风伤寒之名，是别乎？若仲景既拘拘于中风伤寒之别，即不得更有中风见寒、伤寒见风之浑矣。

且既立麻黄汤治寒，桂枝汤治风，则中风见寒，伤寒见风者，曷不用麻黄桂枝各半汤，而更推大青龙为主治邪。曷不思既有中风恶风不恶寒，伤寒恶寒不恶风之说，则大青龙之恶寒主伤寒，麻黄证之恶风主中风，桂枝证之恶寒复恶风，当主中风见寒，伤寒见风矣。

夫风为阳邪，寒为阴邪，虽皆因于时气之寒，而各不失其阴阳之性。故伤寒轻者，全似中风，独脚挛急不是，盖腰以上为阳，而风伤于上也。中风重者，全是伤寒，而烦躁不是，盖寒邪呕而不烦、逆而不躁也。然阴阳互根，烦为阳邪，烦极致躁，躁为阴邪，躁极致烦。故中风轻者烦轻，中风重者烦躁；伤寒重者躁烦，伤寒轻者微烦。微烦，则恶寒亦微，是微阳足以胜微寒，故脉浮不紧。

眉批：先烦不燥，而脉浮者，必有汗而自解，烦躁浮紧者，必无汗而剧。

眉批：诸家不审烦躁之理以致少阴症句无所着落。东垣云：血虚身热证类白虎误服白虎者无救，正与此同。

盖仲景制大青龙，全为太阳烦躁而设。仲景恐人误用青龙，不特为脉弱汗出者禁，而喫紧尤在少阴，盖少阴亦有发热、恶寒、身疼、无汗而烦躁之证，此阴极似阳，寒极反见热化也。误用之，则厥逆筋惕肉瞤，所必至。故必审其非少阴证，则为太阳烦躁无疑。太阳烦躁为阳盛也。非大青龙不解。故不特脉浮紧之中风可用，即浮缓而不微弱之伤寒，亦可用也。不但身疼身重者可用，即不身疼与身重，而乍有轻时者，亦可用也。盖胃脘之阳，内郁胸中而烦，外扰四肢而躁。第用麻黄发汗于外，不加石膏泄热于内，至热并阳明，而班黄狂乱，是不用大青龙之过也。

大青龙汤

麻黄六两　桂枝二两　甘草二两　杏仁四十枚　生姜三两　大枣十枚　石膏如鸡子大打碎

上七味，以水九升，先煮麻黄，减二升，去上沫，内诸药，煮取三升，去滓，温服一升，取微似有汗。

此即加味麻黄汤也。诸证全是麻黄，而有喘与烦躁之别，喘者，是寒郁其气，升降不得自如，故多用杏仁之苦以降气。烦躁是热伤其气，无津不能作汗，故特加石膏之甘以生津。然其性沉而大寒，恐内热顿除，而表邪不解，变为寒中，而协热下利，是引贼破家矣，故必倍麻黄以发汗，又倍甘草以和中，更用姜枣以调营卫，一汗而表里双解、风热两除。此大青龙清内攘外之功，所以佐麻桂二方之不及也。

眉批：杏仁，因不喘而减，石膏，因烦躁而加，诸品皆因石膏而加用，凡论方宜知此法。

麻黄汤证，热全在表。桂枝证之自汗，大青龙之烦躁，皆兼里热。仲景于表剂中，便用寒药以清里。盖风为阳邪，惟烦是中风面目。自汗是烦之兆，躁是烦之征。汗出则烦得泄，故不躁，宜微酸微寒之味以和之；汗不出则烦不得泄，故躁，必甘寒大寒之品以清之。夫芍药、石膏，俱是里药。今人见仲景入表剂中，因疑而畏之，故不敢用。当用不用，以至阳明实热，班黄狂乱耳。夫青龙以发汗名其方，分大小在麻黄之多寡，而不关石膏。观小青龙之不用可知。石膏不能驱在表之风寒，独能清中宫之燔灼。观白虎汤之多用可知。世不审石膏为治烦用，竟以为发汗用。十剂云：轻可去实。岂以至坚至重之质，而能发散哉？汗多亡阳者，过在麻黄耳。用石膏以清胃火，是仲景于太阳经中，预保阳明之先着。加姜枣以培中气，又虑夫转属太阴矣。

伤寒表不解，心下有水气，干呕发热而咳，或渴、或利、或噎、或小便不利，少腹满、或喘者，小青龙汤主之。

发热，是表未解，干呕而咳，是水气为患。水气者，太阳寒水之气也。太阳之化，在天为寒，在地为水。其伤人也，浅者皮肉筋骨，重者害及五藏。心下有水气，是伤藏也。水气未入于胃，故干呕。咳者，水气射肺也。皮毛者，肺之合，表寒不解，寒水已留其合矣。心下之水气，又上至于肺，则肺寒，内外合邪，故咳也。水性动，其变多不可据。水气下而不上，则或渴或利；上而不下，则或噎或喘；留而不行，则小便不利，而小腹因满也。制小青龙以两解表里之邪，复立加减法，以治或然之证，此为太阳枢机之剂。

水气畜于心下，尚未固结，故有或为之证。若误下，则硬满而成结胸矣。

小青龙汤

桂枝　芍药　甘草　麻黄　细辛　干姜各三两　半夏　五味子各半升

上八味，以水一斗，先煮麻黄，减二升，去上沫，内诸药，煮取三升，去渣，温服一升。

若渴，去半夏，加栝楼根三两。

若微利，去麻黄，加荛花，如鸡子大，熬令赤色。

若噎者，去麻黄，加附子一枚炮。

若小便不利，少腹满者，去麻黄，加茯苓四两。

若喘，去麻黄，加杏仁半升，去皮尖。

表虽未解，寒水之气已去营卫，故于桂枝汤，去姜枣，加细辛、干姜、半夏、五味。辛以散水气而除呕，酸以收逆气而止咳，治里之味多于发表焉。

小青龙与小柴胡，俱为枢机之剂，故皆设或然证，因各立加减法。盖表证既去其半，则病机偏于向里，故二方之证多属里。仲景多用里药，少用表药。未离乎表，故为解表之小方。然小青龙主太阳之半表里，尚用麻黄、桂枝，还重视其表；小柴胡主少阳之半表里，只用柴胡、生姜，但微解其表而已。此缘太、少之阳气不同，故用表药之轻重亦异。

小青龙设或然五证，加减法内，即备五方。小柴胡设或为七证，即具加减七方，此仲景法中之法，方外之方，何可以三百九十七、一百一十三拘之？

伤寒，心下有水气，咳而微喘，发热不渴，小青龙汤主之。服汤已，渴者，此寒去欲解也。

水气在心下，则咳为必然之证，喘为或然之证，亦如柴胡汤证。但见一证即是，不必悉具之义。咳与喘，皆水气射肺所致。水气上升，是以不渴。服汤已而反渴者，水气内散，寒邪亦外散也。此条正欲明服汤后渴者，是解候。恐人服止渴药，反滋水气耳，故先提不渴二字作眼，后提出渴者句以明之。服汤，即小青龙汤也。若寒既欲解而更服之，不特不能止渴，且重亡津液，转属阳明而成胃实矣。

能化胸中之热气而为汗，故名大青龙，能化心下之水气而为汗，故名小青龙。大青龙用麻黄六两，佐石膏，生津液而上升，是大发其汗，小青龙用麻黄三两，与芍药为佐，且不用姜枣，此谓之小发汗。盖大青龙表证多，只烦躁是里证；小青龙里证多，只发热是表证，故耳。

发汗利水，是治太阳两大法门，发汗分形层之次第，利水定三焦之浅深，故发汗后，有五法：麻黄汤，汗在皮肤，乃外感之寒气；桂枝汤，汗在经络，乃血脉之精气；葛根汤，汗在肌肉，乃津液之清气；大青龙，汗在胸中，乃内扰之阳气；小青龙，汗在心下，乃内蓄之水气。其治水有三法：干呕而咳，是水在上焦，在上者因而发之，小青龙是也；心下痞硬，是水在中焦，中满者泻之于内，十枣汤是也；小便不利，是水在下焦，在下者引而竭之，五苓散是也。其他坏证、变法虽多，而大法不外乎是矣。

五苓散证

中风发热，六七日不解而烦，有表里证，渴欲饮水，水入则吐者，名曰水逆，五苓散主之。多服煖水，汗出愈。

表热不解，内复烦渴者，因于发汗过多。反不受水者，是其人心下有水气。因离中之真水不足，则膻中之火用不宣。邪水凝结于内，水饮拒绝于外，既不能外输于玄府，又不能上输于口舌，亦不能下输于膀胱，此水逆所由名也。势必藉四苓辈，味之淡者，以渗泄其水。然水气或降，而烦渴未必除，表热未必散。故必藉桂枝之辛温，入心而化液；更仗煖水之多服，推陈而致新。斯水精四布而烦渴解，输精皮毛而汗自出，一汗而表里顿除，又大变乎麻黄、桂枝、葛根、青龙等法也。

煖水可多服，则逆者是冷水，热淫于内，故不受寒。反与桂枝、煖水，是热因热用法。

五苓因水气不舒而设，是小发汗，不是生津液，是逐水气，不是利水道。

发汗已，脉浮数烦渴者，五苓散主之。

上条有表里之证，此条有表里之脉，互相发明，五苓双解之义。虽经发汗而表未尽除，水气内结，故用五苓。若无表证，当用白虎加人参汤矣。

伤寒，发汗解、复烦，而脉浮数者，热在表，未传里也，故用桂枝。此更加渴，则热已在里，而表邪未罢，故用五苓。

脉浮而数者，可发汗。病在表之表，宜麻黄汤；病在表之里，宜桂枝汤；病在里之表，宜五苓散；若病里之里，当用猪苓汤，但利其水，不可用五苓散兼发其汗矣。要知五苓是太阳半表半里之剂，归重又在半表。

太阳病，发汗后，大汗出，胃中干，烦躁，不得眠，欲得饮水者，少少与饮之，令胃气和则愈。若脉浮、小便不利、微热、消渴者，五苓散主之。

妄发其汗，津液大泄，故胃中干。汗为心液，汗多则离中水亏，无以济火，故烦。肾中水衰，不能制火，故躁。精气不能游溢以上输于脾，脾不能为胃行其津液，胃不和，故不得眠。内水不足，须外水以相济，故欲饮水。此便是转属阳明证。水能制火而润土，水土合和，则胃家不实，故病愈。勿令恣饮，使水气为患，而致悸喘等证也。所以然者，其人内热尚少，饮不能多，勿多与耳。如饮水数升而不解者，又当与人参白虎汤矣。若发汗后，脉仍浮，而微热犹在，表未尽除也。虽不烦，而渴特甚，饮多即消。小便反不利，水气未散也。伤寒者，伤于冬时寒水之气。太阳卫外之阳微，不足以御邪，故寒水得以内侵，所以心下有水气。胸中之阳，又不足以散水气，故烦渴而小便不利耳。小便由于气化。肺气不化，金不生水，不能下输膀胱；心气不化，离中无水，不能下交于坎。必上焦得通，津液得下。桂枝赤色入丙，四苓色白归辛，丙辛合为水运，用之为散，散于胸中。必先上焦如雾，然后下焦如渎，何有烦渴癃闭之患哉？要知五苓，重在脉浮微热，不重在小便不利。

太阳病，其人发热、汗出、不恶寒而渴者，此转属阳明也。渴欲饮水者，少少与之，但以法救之，宜五苓散。

此与前上半条同义。前条在大汗后，此在未汗前，即是太阳温病。要知太阳温病，即是阳明来路，其径最捷。不若伤寒中风，必从亡津液而后转属也。饮水是治温大法，庶不犯汗、吐、下、温之误。夫五苓散，又是治饮多之法。夫曰转属，是他经戾及。其人平日未必胃实，故预立此法，以防胃家虚耳。仲景治太阳，不特先为胃家惜津液，而且为胃家虑及固瘕、谷疸等证矣。

全条，见阳明篇，此节文以备五苓证。

发汗后，饮水多者必喘，以水灌之亦喘。

未发汗，因风寒而喘者，是麻黄证。下后微喘者，桂枝加厚朴杏仁证。喘而汗出者，葛根黄连黄芩证。此汗后津液不足，饮水多而喘者，是五苓证。以水灌之亦喘者，形寒饮冷，皆能伤肺，气迫上行，是以喘也。汉时治病，有火攻、水攻之法，故仲景言及之。

太阳病，饮水多，小便利者，必心下悸，小便少者，必苦里急也。

此望问法。《内经》所云：一者因得之。审其上下，得一之情者是也。见其饮水，即问其小便。小便利，则水结上焦，不能如雾，故心下悸可必；小便少，则水蓄下焦，不能如渎，故里急可必。火用不宣，致水停心下而悸；水用不宣，致水结膀胱而里急也。

伤寒汗出，心下悸而渴者，五苓散主之，不渴者，茯苓甘草汤主之。

汗出下，当有心下悸三字，看后条可知。不然，汗出而渴，是白虎汤证；汗后不渴而无他证，是病已瘥，可勿药矣。二方皆因心下有水气而设。渴者是津液已亡，故少用桂枝，多服煖水，微发其汗；不渴者，津液未亡，故仍用桂枝加减，更发其汗。上条言证而不及治，此条言方而证不详，当互文以会意也。

本以下之，故心下痞，与泻心汤。痞不解，其人渴而口燥烦小便不利者，五苓散主之。

与泻心汤而痞不除，必心下有水气故耳。其证必兼燥烦而小便不利，用五苓散，入心而逐水气，则痞自除矣。

大下之后，复发汗，小便不利者，亡津液故也。勿治之，得小便利，必自愈。

凡病，若发汗、若吐、若下、若亡血、亡津液，阴阳自和者，必自愈。

前条用五苓者，以心下有水气，是逐水，非利小便也。若心下无水气，则发汗后，津液既亡，小便不利者，亦将何所利乎？勿治之，是禁其勿得利小便，非待其自愈之谓也。然以亡津液之人，勿生其津液，焉得小便利？欲小便利，治在益其津液也。其人亡血、亡津液，阴阳安能自和？欲其阴阳自和，必先调其阴阳之所自。阴自亡血，阳自亡津，益血生津，阴阳自和矣。要知不益津液，小便必不得利；不益血生津，阴阳必不自和。凡看仲景书，当于无方处索方，不治处求治，才知仲景无死方，仲景无死法。

五苓散

猪苓去皮　白术　茯苓各十八铢　泽泻一两六铢　桂枝半两
上五味，捣为末，以白饮和服方寸匕，日三服。

猪苓，色黑入肾，泽泻，味咸入肾，具水之体。茯、术，味甘入脾，色白入肺，清水之源。桂枝，色赤入心，通经发汗，为水之用。合而为散，散于胸中，则水精四布，上滋心肺，外溢皮毛，通调水道，一汗而解矣。本方，治汗后表里俱热、燥渴、烦躁、不眠等证，全同白虎。所异者，在表热未解，及水逆与饮水多之变证耳。若谓此方是利水而设，不识仲景之旨矣。若谓用此以生津液，则非渗泄之味所长也。

伤寒，厥而心下悸者，宜先治水，当茯苓甘草汤，却治其厥。不尔，水渍入胃，必作利也。

心下悸，是有水气。今乘其未及渍胃时，先治之，不致厥利相连，此治法有次第也。

茯苓甘草汤

茯苓　桂枝各二两　甘草一两，炙　生姜三两

上四味，以水四升，煮取二升，去滓，分温三服。

此方从桂枝加减。水停而悸，故去大枣；不烦而厥，故去芍药；水宜渗泄，故加茯苓；既云治水，仍任姜、桂以发汗。不用猪、泽以利小便者，防水渍入胃故耳。与五苓治烦渴者不同法。

十枣汤证

太阳中风，下利、呕逆、表解者，乃可攻之。其人漐漐汗出、发作有时、头痛、心下痞硬满、引胁下痛、干呕、短气、汗出、不恶寒者，此表解里未和也，十枣汤主之。

中风，下利呕逆，本葛根加半夏证。若表既解而水气淫

溢。不用十枣攻之，胃气大虚，后难为力矣。然下利呕逆，固为里证，而本于中风，不可不细审其表也。若其人漐漐汗出，似乎表证，然发作有时，则病不在表矣。头痛是表证，然既不恶寒，又不发热，但心下痞硬而满，胁下牵引而痛，是心下水气泛溢，上攻于脑而头痛也。与伤寒不大便六七日而头痛，与承气汤同。干呕、汗出，为在表，然汗出而有时，更不恶寒、干呕而短气，为里证也明矣。此可以见表之风邪已解，而里之水气不和也。然诸水气为患，或喘、或渴、或噎、或悸、或烦、或利而不吐、或吐而不利、或吐利而无汗。此则外走皮毛而汗出，上走咽喉而呕逆，下走肠胃而下利，浩浩莫御，非得利水之峻剂，以直折之，中气不支矣。此十枣之制，与五苓、青龙、泻心等法悬殊矣。

太阳阳明合病，太阳少阳合病，俱下利呕逆，皆是太阳中风病根。

十枣汤

芫花熬赤　甘遂　大戟各等分

上三味，各异捣，筛称已，合治之。以水一升半，煮大肥枣十枚，取八合，去枣，内药末。强人服重一钱七，羸人半钱，温服之，平旦服。若下少，病不除者，明日更服，加半钱。得快下利后，糜粥自养。

陷胸汤证

病发于阳，而反下之，热入因作结胸；病发于阴，而反下之，因作痞。所以成结胸者，以下之太早故也。

61

阳者,指外而言,形躯是也;阴者,指内而言,胸中心下是也。此指人身之外为阳、内为阴,非指阴经之阴,亦非指阴证之阴。发阴、发阳,俱指发热。结胸与痞,俱是热证。作痞不言热入者,热原发于里也。误下而热不得散,因而痞硬。不可以发阴作无热解也。若作痞,谓非热证,泻心汤,不得用芩、连、大黄矣。若栀子豉之心中懊憹,瓜蒂散之心中温温欲吐,与心下满而烦,黄连汤之胸中有热,皆是病发于阴。

结胸,无大热,但头微汗出者,此为水结在胸胁也,大陷胸汤主之。

上条言热入,是结胸之因,此条言水结,是结胸之本,互相发明,结胸病源。若不误下,则热不入,热不入,则水不结。若胸胁无水气,则热必入胃,而不结于胸胁矣。此因误下,热入太阳,寒水之邪,亦随热而内陷于胸胁间。水邪、热邪,结而不散,故名曰结胸。粗工不解此义,竟另列水结胸一证,由是多岐滋惑矣。不思大陷胸汤丸,仲景用甘遂、葶苈何为耶?无大热,指表言。未下时大热,下后无大热,可知大热乘虚入里矣。但头微汗者,热气上蒸也。余处无汗者,水气内结也。水结于内,则热不得散;热结于内,则水不得行。故用甘遂以直攻其水,任硝、黄以大下其热,所谓其次治六府也,又大变乎五苓、十枣等法。

发阴误下,非结胸,即发黄,皆因其先失于发汗,故致湿热之为变也。身无大热,但头汗出,与发黄证同。只以小便不利,知水气留于皮肤,尚为在表,仍当汗散。此以小便利,知水气结于胸胁,是为在里,故宜下解。

伤寒六七日,结胸热实,脉沉紧、心下痛、按之石硬者,大陷胸汤主之。

前条言病因与外证,此条言脉与内证。又当于热实二字着眼，六七日中，详辨结胸，有热实，亦有寒实。太阳病误下成热实结胸，外无大热，内有大热也。太阴病误下成寒实结胸，胸下结硬，外内无热证也。沉为在里，紧则为寒，此正水结胸胁之脉。心下满痛，按之石硬，此正水结胸胁之证。然其脉其证，不异于寒实结胸。故必审其为病发于阳，误下热入所致，乃可用大陷胸汤，是谓治病必求其本耳。

太阳病，重发汗，而复大下之，不大便五六日，舌上燥而渴，日晡所，小有潮热，从心下至小腹，硬满而痛，不可近者，大陷胸汤主之。

此妄汗妄下，将转属阳明而尚未离乎太阳也。不大便五六日，舌上燥渴，日晡潮热，是阳明病矣。然心下者，太阳之位，小腹者，膀胱之室也。从心下至小腹，硬满而痛，不可近，是下后热入，水结所致，而非胃家实，故不得名为阳明病也。若复用承气下之，水结不散，其变不可胜数矣。

大陷胸汤

大黄六两　芒硝一升　甘遂一钱七

上三味，以水六升，先煮大黄，取二升，去滓，内芒硝，煮一二沸，内甘遂末。温服一升，得快利，止后服。

结胸者，项亦强，如柔痉状，下之则和，宜大陷胸丸。

头不痛而项犹强，不恶寒而头汗出，故如柔痉状。此表未尽除，而里证又急，丸以缓之，是以攻剂为和剂也。

此是结胸证中，或有此状。若谓结胸者必如是，则不当有汤、丸之别矣。

大陷胸丸

大黄八两　芒硝　杏仁　葶苈子各半升

上大黄、葶苈捣筛，内杏仁、芒硝，合研如脂，和散，取弹丸一枚，别捣甘遂末一钱七，白蜜二合，水二升，煮取一升，温顿服之。一宿乃下，如不下，更服，取下为效。

消、黄，血分药也，葶、杏，气分药也。病在表，用气分药，病在里，用血分药。此病在表里之间，故用药亦气血相须也。且小其制，而复以白蜜之甘以缓之，留一宿乃下，一以待表证之先除，一以保肠胃之无伤耳。

小结胸病，正在心下，按之则痛，脉浮滑者，小陷胸汤主之。

结胸有轻重，立方分大小。从心下至小腹，按之石硬而痛，不可近者为大结胸；正在心下，未及胁腹，按之则痛，未曾石硬者为小结胸。大结胸，是水结在胸腹，故脉沉紧；小结胸，是痰结于心下，故脉浮滑。水结宜下，故用甘遂、葶、杏、硝、黄等下之；痰结可消，故用黄连、瓜蒌、半夏以消之。水气能结而为痰，其人之阳气重可知矣。

小陷胸汤

黄连一两　半夏半升　大瓜蒌实一枚

上三味，以水六升，先煮瓜蒌，取三升，去滓，内诸药，煮取二升，去滓，分温三服。

结胸证，其脉浮大者，不可下，下之则死。

阳明脉浮大，心下反硬，有热属藏者，可攻之。太阳结胸热实，脉浮大者不可下，何也？盖阳明燥化，心下硬，是浮大为心脉矣。火就燥，故急下之以存津液，火底抽薪法也。结胸虽因热入所致，然尚浮大，仍为表脉。恐热未实，则水未结，若下之，利不止矣。故必待沉紧，始可下之。此又凭脉不凭证之法也。

结胸证具，烦躁者亦死。

结胸是邪气实，烦躁是正气虚，故死。

问曰：病有结胸、有藏结，其状何如？答曰：按之痛，寸脉浮，关脉沉，名曰结胸也。如结胸状，饮食如故，时时下利，寸脉浮，关脉小细沉紧，名曰藏结，舌上白胎滑者，难治。

结胸之脉，沉紧者可下，浮大者不可下，此言其略耳。若按部推之，寸为阳，浮为阳，阳邪结胸而不散，必寸部仍见浮脉。关主中焦，妄下而中气伤，故沉，寒水留结于胸胁之间，故紧。不及尺者，所重在关，故举关以该之也。如结胸状而非结胸者，结胸则不能食，不下利，舌上燥而渴，按之痛，脉虽沉紧而实大，此则结在藏而不在府，故见证种种不同。夫硬而不通谓之结。此能食而利亦谓之结者，是结在无形之气分，五藏不通，故曰藏结。与阴结之不能食，而大便硬不同者，是阴结尚为胃病，而无关于藏也。五脏以心为主，而舌为心之外候，舌胎白而滑，是水来克火，心火几于熄矣，故难治。

藏结无阳证，不往来寒热，其人反静，舌上胎滑者，不可攻也。

结胸是阳邪下陷，尚有阳证见于外，故脉虽沉紧，有可下之理。藏结是积渐凝结而为阴，五藏之阳已竭也。外无烦躁潮热之阳，舌无黄黑芒刺之胎，虽有硬满之证，慎不可攻。理中、四逆辈温之，尚有可生之义。

病人胁下素有痞，连在脐旁，痛引小腹入阴筋者，此名藏结，死。

藏结有如结胸者，亦有如痞状者。素有痞而在胁下，与下后而心下痞不同矣。脐为立命之原。脐旁者，天枢之位，气交之际，阳明脉之所合，少阳脉之所出，肝脾肾三藏之阴，凝结于此，所以痛引小腹入阴筋也。此阴常在，绝不见阳。阳气先绝，阴气继绝，故死。少腹者，厥阴之部，两阴交尽之处。阴筋者，宗筋也。今人多有阴筋上冲小腹而痛死者，名曰疝气，即是此类。然痛止便苏者，《金匮》所云入藏则死，入腑则愈也。治之以茴香、吴萸等味而痊者，亦可明藏结之治法矣。卢氏将种种异证尽归藏结，亦好奇之过。

泻心汤证

伤寒，汗出解之后，胃中不和，心下痞硬，干呕食臭，胁下有水气，腹中雷鸣下利者，生姜泻心汤主之。

汗出而解，太阳证已罢矣。胃中不和，是太阳之余邪，与伤寒之水气，杂处其中故也。阳邪居胃之上口，故心下痞硬，干呕而食臭；水邪居胃之下口，故腹中雷鸣而下利也。火用不宣则痞硬，水用不宣则干呕，邪热不杀谷，则食臭。胁下，即腹中也，土虚不能制水，故肠鸣。此太阳寒水之邪，侵于形躯之表者已罢，而入于形躯之里者未散。故病虽在胃，而不属阳明，仍属太阳寒水之变耳。

生姜泻心汤

生姜四两　人参　黄芩　甘草各三两　半夏半升　干姜　黄连各一两　大枣十二枚

上八味，以水一斗，煮取六升，去滓，再煎至三升，温服一升，日三服。

按：心下痞，是太阳之里证。太阳之上，寒气主之。中见少阴，少阴者，心也。心为阳中之太阳。必其人平日心火不足，胃中虚冷，故太阳寒水得以内侵。虚阳郁而不舒，寒邪凝而不解，寒热交争于心下，变证蜂起，君主危矣。用热而攻寒，恐不戢而自焚；用寒以胜热，恐召寇而自卫。故用干姜、芩、连之苦，入心化痞，人参、甘草之甘，泻心和胃，君以生姜，佐以半夏。倍辛甘之发散，兼苦寒之涌泄，水气有不散者乎？名曰泻心，止戈为武之意也。

伤寒中风，医反下之。其人下利日数十行，谷不化，腹中雷鸣，心下痞硬而满，干呕，心烦不得安。医见心下痞，谓病不尽，复下之，其痞益甚。此非结热，但以胃中虚，客气上逆，故使硬也，甘草泻心汤主之。

上条，是汗解后水气下攻证，此条是误下后，客气上逆证，总是胃虚，而稍有分别矣。上条腹鸣下利，胃中犹寒热相半，故云不和。此腹鸣，而完谷不化，日数十行，则痞为虚痞、硬为虚硬、满为虚满也明矣。上条，因水气下趋，故不烦不满。此虚邪逆上，故心烦而满。盖当汗不汗，其人心烦，故于前方去人参，而加甘草。下利清谷，又不可攻表，故去生姜而加干姜。不曰理中，仍名泻心者，以心烦痞硬，病本于心耳。

伤寒中风，是病发于阳。误下热入而其人下利，故不结胸。若心下痞硬，干呕心烦，此为病发于阴矣。而复下之，故痞益甚也。

甘草泻心汤

前方去生姜、人参，加干姜二两、甘草一两。余同法。

伤寒五六日，呕而发热者，柴胡汤证具。而以他药下之，若心下满而硬痛者，此为结胸也，大陷胸汤主之。但满而不痛者，此为痞，柴胡不中与之，宜半夏泻心汤。

呕而发热者，小柴胡证也。呕多虽有阳明病，不可攻之。若有下证，亦宜大柴胡。而以他药下之，误矣。惧下后有三证，设少阳为不表不里之经，不全发阳，不全发阴，故误下之变，亦因偏于半表者成结胸，偏于半里者，心下痞耳。此条本为半夏泻心而发，故只以痛不痛分结胸与痞，未及他证。

半夏泻心汤

前方加半夏半升，干姜二两，去生姜。余同法。

泻心汤，即小柴胡，去柴胡，加黄连干姜汤也。三方分治三阳。在太阳用生姜泻心者，以未经下而心下痞硬，虽汗出表解，水气犹未散，故君生姜以散之，仍不离太阳为开之义。在阳明，用甘草泻心者，以两番误下，胃中空虚，其痞益甚，故倍甘草以建中，而缓客气之上逆，仍是从乎中治之法也。在少阳，用半夏泻心者，以误下而成痞，邪既不在表，则柴胡汤不中与之，又未全入里，则黄芩汤，亦不中与之矣。胸胁苦满与心下痞满，皆半表里证也。与伤寒五六日，未经下而胸胁苦满者，用柴胡汤解之。伤寒五六日，误下后，心下满而胸胁不满者，则去柴胡、生姜，加黄连、干姜以和之。此又治少阳半表里之一法也。然倍半夏而去生姜，稍变柴胡半表之治，推重少阳半里之意耳。君火以明，相火以位，故仍名曰泻心，亦以佐柴胡之所不及。

伤寒吐下后，复发汗，虚烦，脉微甚，八九日，心下痞硬，胁下痛，气上冲咽喉，眩冒，经脉动惕者，久而成痿。

此以八九日，吐下复汗，其脉甚微，看出是虚烦。则心下痞硬、胁下痛、经脉动惕，皆属于虚，气上冲咽喉、眩冒，皆虚烦也。此亦半夏泻心证，治之失宜，久而成痿矣。若用竹叶石膏汤，大谬。

太阳病，医发汗，仍发热恶寒，复下之，心下痞，表里俱虚，阴阳气并竭，无阳则阴独，复加烧针，因胸烦，面色青黄，肤𥇢者，难治。今色微黄，手足温者易愈。

此亦半夏泻心证。前条，因吐下后复汗以致虚烦。此因汗下后加烧针，以致虚烦。多汗伤血，故经脉动惕；烧针伤肉，故面青肤𥇢。色微黄，手足温，是胃阳渐回，故愈。

伤寒本自寒，医复吐下之，寒格。若食入口即吐，干姜黄连黄芩人参汤主之。

眉批：删五字。

治之小误，变证亦轻，故制方用泻心之半。上焦寒格，故用参、姜；心下蓄热，故用芩、连；呕家不喜甘，故去甘枣。不食则不吐，是心下无水气，故不用姜、夏。要知寒热相阻，则为格证；寒热相结，则为痞证。

干姜黄连黄芩人参汤

干姜　黄连　黄芩　人参各三两
上四味，以水六升，煮取二升，分温再服。
心下痞，按之硬，大便硬，而不恶寒，反恶热，其脉关上浮者，大黄黄连泻心汤主之。

眉批：濡𣾎作硬。

大黄黄连泻心汤

大黄二两　黄连一两

上二味，以麻沸汤二升，渍之，须臾绞去滓，分温再服。

濡，当作硬。按之濡下，当有大便硬，不恶寒，反恶热句，故立此汤。观泻心汤治痞，是攻补兼施、寒热并驰之剂。此则尽去温补，独任苦寒下泄之品，且用麻沸汤，渍绞浓汁而生用之，利于急下如此，而不言及热结当攻诸证，谬矣。夫按之濡为气痞，是无形也，则不当下。且结胸证，其脉浮大者不可下，则心下痞而关上浮者，反可下乎？小结胸按之痛者，尚不用大黄，何以比陷胸汤更峻？是必有当急下之证，比结胸更甚者，故制此峻攻之剂也。学者用古方治今病，如据此条脉证而用此方，下咽即毙耳。勿以断简残文，尊为圣经，而曲护其说，以遗祸后人也。

心下痞，大便硬，心烦不得眠，而复恶寒汗出者，附子泻心汤主之。

附子泻心汤

大黄二两　黄连　黄芩各一两　附子一枚　别煮取汁

上三味，以麻沸汤二升渍之，须臾绞去滓，内附子汁，分温再服。

心下痞下，当有大便硬、心烦不得眠句，故用此汤。夫心下痞而恶寒者，表未解也，当先解表。宜桂枝加附子，而反用大黄，谬矣。既加附子，复用芩、连，抑又何也？若汗出是胃实，则不当用附。若汗出为亡阳，又焉可用乎？许学士云：但师仲景意，不取仲景方。盖谓此耳。

伤寒，服汤药，下利不止，心下痞硬。服泻心汤已，复以他药下之，利不止。医以理中与之，利益甚。理中者，理中焦。此利在下焦，赤石脂禹余粮汤主之。复利不止者，当利其小便。

服汤药而利不止，是病在胃。复以他药下之，而利不止，则病在大肠矣。理中非不善，但迟一着耳。石脂、余粮，助燥金之令，涩以固脱。庚金之气收；则戊土之湿化。若复利不止者，以肾主下焦，为胃之关也。关门不利，再利小便，以分消其湿。盖谷道既塞，水道宜通，使有出路。此理下焦之二法也。

赤石脂禹余粮汤

赤石脂　禹余粮各一斤

上二味，以水六升，煮取二升，去滓，分温三服。

利在下焦，水气为患也。惟土能制水。石者，土之刚也。石脂、余粮，皆土之精气所结。石脂色赤入丙，助火以生土；余粮色黄入戊，实胃而涩肠。虽理下焦，实中宫之剂也。且二味皆甘，甘先入脾，能坚固堤防而平水气之亢，故功胜于甘、术耳。

伤寒，发汗，若吐、若下，解后，心下痞硬、噫气不除者，旋复代赭石汤主之。

伤寒者，寒伤心也。既发汗，复吐下之，心气大虚，表寒乘虚而结于心下。心气不得降而上出于声，君主出亡之象也。噫者，伤痛声。不言声而曰气者，气随声而见于外也。

旋复代赭石汤

旋复花　甘草各三两　人参二两　半夏半升　代赭石一两　生

姜五两　大枣十二枚

上七味，以水一斗，煮取六升，去渣，再煎三升，温服一升，日三服。

此生姜泻心，去芩、连、干姜，加旋复、代赭石方也。以心虚不可复泻心，故制此剂耳。心主夏，旋复花于夏末，咸能补心，能软硬，能消结气。半夏生于夏初，辛能散邪，能消痞，能行结气。代赭禀南方之火色，入通于心，散痞硬而镇虚逆。参、甘、大枣之甘，佐旋复以泻虚火；生姜之辛，佐半夏以散水结。斯痞硬消，噫气自除矣。若用芩、连以泻心，能保微阳之不灭哉？

抵当汤证

太阳病六七日，表证仍在，而反下之，脉微而沉，反不结胸，其人发狂者，以热在下焦，少腹当硬满，小便自利者，下血乃愈。所以然者，以太阳随经瘀热在里故也，抵当汤主之。

此亦病发于阳，误下热人之证也。表证仍在下，当有而反下之句。太阳病，六七日不解，脉反沉微，宜四逆汤救之。此因误下，热邪随经入府，结于膀胱，故少腹硬满而不结胸，小便自利而不发黄也。太阳经少气多血，病六七日而表证仍在，阳气重可知。阳极则扰阴，故血燥而蓄于中耳。血病则知觉昏昧，故发狂。此经病传府，表病传里，气病传血，上焦病而传下焦也。少腹居下焦，为膀胱之室，厥阴经脉所聚，冲任血海所由，瘀血留结，故硬满。然下其血而气自舒，攻其里而表自解矣。《难经》云：气留而不行者，为气先病；血滞而不濡，为血后病。深合此证之义。

太阳病，身黄，脉沉结，少腹硬，小便不利者，为无血也。小便自利，其人如狂者，血结证也，抵当汤主之。

眉批：谛，僭改结。

太阳病，发黄与狂，有气血之分。小便不利而不发狂者，病在气分，麻黄连翘赤小豆汤证也。若小便自利而发狂者，病在血分，抵当汤证也。湿热留于皮肤而发黄，卫气不行之故也。燥血结于膀胱而发黄，营气不敷之故也。沉为在里，凡下后热入之证，如结胸、发黄、蓄血，其脉必沉。或紧、或微、或结，在乎受病之轻重，而不可以因证分也。水结、血结，俱是膀胱病，故皆少腹硬满。小便不利是水结，小便自利是血结。如字，助语辞。若以如字实讲，与发狂分轻重，则谬矣。

伤寒有热，少腹满，应小便不利。今反利者，为有血也，当下之，不可余药，宜抵当丸。

有热即表证仍在。少腹满而未硬，其人未发狂。只以小便自利，预知其为有结血，故小其制而丸以缓之。

抵当汤

水蛭熬　虻虫去翅足熬，各三十个　桃仁二十个　大黄三两，酒洗

上四味，以水五升，煮取三升，去滓，温服一升。不下，再服。

抵当丸

上四味，捣分为四丸，以水一升，煮一丸，取七合，服之，晬时，当下血。若不下者，更服。

蛭，昆虫之饮血者也，而利于水。虻，飞虫之吮血者也，而利于陆。以水陆之善取血者，用以攻膀胱蓄血，使出乎前阴。佐

桃仁之苦甘，而推陈致新，大黄之苦寒，而荡涤邪热。名之曰抵当者，直抵其当攻之处也。

太阳病不解，热结膀胱，其人如狂，血自下，下者愈。其外不解者，尚未可攻，当先解外。外解已，但少腹急结者，乃可攻之，宜桃仁承气汤。

阳气太重，标本俱病，故其人如狂。血得热则行，故尿血也。血下则不结，故愈。冲任之血，会于少腹。热极则血不下而反结，故急。然病自外来者，当先审表热之轻重，以治其表，继用桃仁承气以攻其里之结血。此少腹未硬满，故不用抵当。然服五合，取微利，亦见不欲下意。

前条以反不结胸句，知其为下后证。此以尚未可攻句，知其为未下证。急结者易解，只须承气；硬满者不易解，必仗抵当。表证仍在，竟用抵当，全不顾表者，因邪甚于里，急当救里也。外证已解，桃仁承气，未忘桂枝者，因邪甚于表，仍当顾表也。

桃仁承气汤

桃仁五十个　甘草　桂枝　芒硝各二两　大黄四两

上五味，以水七升，煮取二升半，去滓，内芒硝，更上火微沸。下火，先食温服五合，日三服，当微利。

阳明病，其人喜忘者，必有蓄血。所以然者，本有久瘀血，故令喜忘。屎虽硬，大便反易，其色必黑，宜抵当汤下之。

瘀血是病根，喜忘是病情。此阳明未病前证，前此不知，今因阳明病而究其由也。屎硬为阳明病，硬则大便当难而反易，此病机之变易见矣。原其故，必有宿血，以血至濡也。血久则黑，火极反见水化也。此以大便反易之机，因究及其色之黑，乃得其病之根，因知前此喜忘之病情耳。承气本阳明药，不用桃仁承气者，以大便易，不须芒硝；无表证，不得用桂枝；瘀血久，无庸甘草。非虻虫、水蛭，不胜其任也。

病人无表里证，发热，七八日不大便，虽脉浮数者，可下之。假令已下，脉数不解，合热则消谷善饥，至六七日不大便者，有瘀血也，宜抵当汤。若数脉不解，而下利不止，必协热而便脓血也。

不头痛恶寒，为无表证，不烦躁呕渴，为无里证，非无热也。七八日下，当有不大便句。故脉虽浮数，有可下之理，观下后六七日，犹然不便可知。合热，协热，内外热也。前条据证推原，此条凭脉辨证。表里热极，阳盛阴虚，必伤阴络。故仍不大便者，必有蓄血，热利不止者，必便脓血矣。宜黄连阿胶汤主之。上条大便反易，知瘀血留久，是验之于已形。此条仍不大便，知瘀血已结，是料之于未形。

六经惟太阳、阳明有蓄血证，以二经多血故也，故脉证异而治则同。

太阳协热利，有虚有热。阳明则热而不虚，少阴便脓血，属于虚。阳明则热，数为虚热，不能消谷，消谷善饥，此为实热矣。

火逆诸证

太阳病，中风，以火劫发汗，邪风被火热，血气流溢，失其常度。两阳相熏灼，身体则枯燥。但头汗出，齐颈而还，其身发黄。阳盛则欲衄，阴虚则小便难。阴阳俱虚竭，腹满而喘，口干咽烂，或不大便。久则谵语，甚者至哕，手足躁扰，捻衣摸床。小便利者，其人可治。

眉批：剂，僭改齐。

太阳中风，不以麻黄、青龙发汗，而以火攻其汗，则不须言风邪之患，当知火邪之利害矣。血得热则流，气得热则溢。血气不由常度，而变由生也。风为阳邪，火为阳毒，所谓两阳也。两阳相灼，故即见两阳合明之病，身体枯燥，身无汗也，故身发黄。头汗至颈，故但身黄，而头至颈则不黄也。首为元阳之会，不枯燥，是阳未虚竭；有汗出，是阴未虚竭。此两阳尚熏于形身，而未内灼于府藏也。此血气流溢之轻者。若其人阳素盛者，因熏灼而伤血，其鼻必衄。其人阴素虚者，因熏灼而伤津，小便必难。若其人阴阳之气俱虚竭者，腹满而喘，口干咽烂，而死者有矣。或胃实而谵语，或手足躁扰，而至于捻衣摸床者，有矣。皆气血流溢，失其常度故也。小便利，是反应小便难句。凡伤寒之病，以阳为主，故最畏亡阳。而火逆之病，则以阴为主，故最怕阴竭。小便利者，为可治，是阴不虚，津液未亡，太阳膀胱之气化犹在也。阳盛阴虚，是火逆一证之纲领。阳盛则伤血，阴虚则亡津，又是伤寒一书之大纲领。

太阳病，二日，烦躁，反熨其背而大汗出。火热入胃，胃中水竭，躁烦，必发谵语。十余日，振慄自下利者，此为欲解也。故其汗，从腰以下不得汗，欲小便不得，反呕，欲失溲。足下恶风。大便硬，小便当数而反不数，反多。大便已，头卓然而痛。其人足心必热，谷气下流故也。

此指火逆之轻者言之。太阳病经二日，不汗出而烦躁，此大青龙证也。不知发汗而兼以清火，而反以火熨其背。背者，太阳之部也。太阳被火迫，因转属阳明。胃者，阳明之府，水谷之海也。火邪入胃，胃中水竭，屎必燥硬。烦躁不止，谵语所由发也。非调胃承气下之，胃气绝矣。十余日句，接大汗出来。盖其人虽大汗出，而火热未入胃中。胃家无恙，谵语不发，烦躁已除。至二候之后，火气已衰。阳气微，故振慄而解；阴气复，故自利而解。此阴阳自和而自愈者也。故其汗至末，是倒序法。释未利未解前证，溯其因而究其由也。言所以能自下利者，何以故？因其自汗出时，从腰以下不得汗。夫腰以下为地，地为阴，是火邪未陷入于阴位也，二肠膀胱之液，俱未伤也。欲小便不得，而反呕，故失溲，此非无小便也，其津液在上焦，欲还入胃中故也。凡大便硬者，小便当数而不多。今小便反不数，而反多，此应前欲小便不得句，正以明津液自还入胃中而下利之意也。利是通利，非泻利之谓，观大便已可知矣。头为诸阳之会，卓然而痛者，阴气复，则阳气虚也。足心必热，反应足下恶风句。前大汗出，则风已去，故身不恶风。汗出不至足，故足下恶风也。今火气下流，故足心热。火气下流，则谷气因之下流，故大便自利也。大便已头疼，可与小便已阴疼者参之。欲小便不得，反失溲，小便当数，反不数、反多，与上条小便难、小便利，俱是审其阴气之虚不虚、津液之竭不竭耳。

太阳病，以火熏之，不得汗，其人必躁，过经不解，必圊血。名为火邪。

首条以火劫发汗而衄血，是阳邪盛于阳位，故在未过经时。此条以火熏不得汗而圊血，是阳邪下陷入阴分，故在过经不解时。次条大汗出后，十余日，振慄下利而解。此条不得汗，过经圊血而犹不解。可知劫汗而得汗者，其患速；不得汗者，其患迟。名为火邪，则但治其火，而不必虑其前此之风寒矣。

伤寒脉浮，医以火迫劫之，亡阳，必惊狂，起卧不安者，桂枝去芍药加蜀漆龙骨牡蛎救逆汤主之。

上文皆阳盛之证，以中风为阳邪也。此后是阳虚之证，以伤寒为阴邪也。阳盛者，轻则发黄谵语，重则衄血圊血，此不戢自焚者也。阳虚者，神不守舍，起居如惊，其人如狂，是弃国而逃者也。

方注详桂枝篇。

上论火劫证。

太阳伤寒者，加温针必惊也。

眉批：此温针之禁。

温针者，即烧针也，烧之令其温耳。寒在形躯，而用温针刺之，寒气内迫于心，故振惊也。

若重发汗，复加烧针者，四逆汤主之。

重发汗而病不解，则不当汗矣。复加烧针以迫其汗，寒气内侵，当救其里。烧针后，宜有脱文。

火逆，下之，因烧针烦躁者，桂枝甘草龙骨牡蛎汤主之。

方注详桂枝篇。

其脉沉者，营气微也。营气微者加烧针，则血流不行，更发热而烦躁也。

按：流、行二字，必有一误。此阴阳俱虚竭之候也。

烧针令其汗，针处被寒，核起而赤者，必发奔豚。气从少腹上冲心者，灸其核上各一壮，与桂枝加桂汤。

方注详桂枝篇。

上论火灸证。

脉浮宜以汗解。用火灸之，邪无从出，因火而盛，病从腰以下必重而痹，名火逆也。

脉浮热甚，反灸之，此为实，实以虚治，因火而动，必咽燥唾血。

微数之脉，慎不可灸。因火为邪，则为烦逆，追虚逐实，血散脉中。火气虽微，内攻有力，焦骨伤筋，血难复也。

眉批：灸禁。

此皆论灸之而生变也。腰以下重而痹者，因腰以下不得汗也。咽燥吐血者，亦阳盛而然也，比衄加甚矣。当知灸法为虚证设，不为风寒设，故叮咛如此。

上论火灸证。

痉湿暑证

太阳病，痉湿暑三证，宜应别论。以伤寒所致，与伤寒相似，故此见之。

太阳主表，六气皆得而伤之，三种故与伤寒不同。然亦有因于伤寒，而见证与伤寒相似者，故论及之耳。

太阳病，发汗太多，因致痉。脉沉而细，身热足寒，头项强急，恶寒，时头热面赤，目脉赤，独头面摇，卒口噤，背反张者，痉病也。

阳气者，精则养神，柔则养筋。发汗太多，则无液养筋，筋伤，则挛急而反张矣。太阳主筋所生病也。要知痉之一证，非无因而至，因于伤寒发汗不如法所致耳。太阳脉本浮，今反沉者，营气微也。细者，阳气少也。身热而足寒者，下焦虚也。头痛虽止，而颈项强急，恶寒之证未罢，更时见面赤目赤，是将转属于阳明。然诸证皆与伤寒相似而非痉。独有头面动摇，卒然口噤，背反如张弓者，与伤寒不相似，故名之曰痉耳。此汗多亡液，不转属阳明而成痉者。以发汗太骤，形身之津液暴脱，而胃家津液未干，故变见者，仍是太阳表证，而治法当滋阴以急和其里，勿得以沉细为可温也。炙甘草汤主之。《金匮》用桂枝汤加瓜蒌根，恐不胜其任。

太阳病，发热而汗出恶寒者，名曰刚痉；太阳病，发热，汗出，不恶寒者，名曰柔痉。

眉批：反，改而。

此以表气虚实分刚柔，原其本而名之也，亦可以知其人初病之轻重，禀气之强弱而施治矣。《金匮》用葛根汤则谬。

上论痉证。

病者一身尽疼，发热，日晡所剧者，此名风湿。此病伤于汗出当风，或久伤寒冷所致也。

眉批：取，改寒。

汗出当风寒，则汗不越，反留骨节，故一身尽疼。玄府反闭，故发热。日晡为阳明主时，太阴湿土郁而不伸，故剧。此虽伤于湿而实因于风寒也。《金匮》用麻黄杏仁薏苡甘草汤。

风湿为病，脉阴阳俱浮，自汗出，身重，多眠睡，息必鼾，语言难出。若被下者，小便不利，直视失溲。若被火者，微发黄色，剧则如惊痫，时瘈疭。

眉批：旧本湿字，误写温字，故脉证不合。

眉批：删俚语三句。

脉浮为风，阴阳俱浮，自汗出者，风湿相搏于内也。湿流骨节，故身重。湿胜，则卫气行阴，不得行阳，故好眠也。睡则气从鼻出，风欲出而湿留之，呼吸不利，故鼻必鼾。湿留胃厌，则重而难发，声如从室中言，是中气之湿矣。法当汗解，而反下之，大便利，则小便必不利。心肺之气化不宣，肾家之关门不利，脾土之承制不行，故直视失溲也。若以火劫之，火气之轻者，湿不得越，因热而发黄；受火气之重者，必亡阳而如惊痫状，液脱而时见瘈疭之形矣。

问曰：值天阴雨不止，风湿相搏，一身尽疼，法当汗出而解。医云此可发汗，汗之病不愈者，何也？答曰：发其汗，汗大出者，但风气去，湿气在，是故不愈也。若治风湿者发其汗，但微微似欲汗出者，风湿俱去也。

眉批：移上一句。

上条备言风湿诸证，未及身疼。要知风湿与伤寒之身疼不同，伤寒身疼无止时，风湿相搏而痛，多在日晡时发。若更值阴雨，是风湿与天气合，故疼痛更甚，不必在日晡时也。阴雨不止，疼痛亦不止，法当汗解。汗大出，湿反不去者，风为阳邪，其入浅，湿为阴邪，其入深。又风伤于上，湿伤于下，浅者上者易去，而深者下者难出。故微汗之，令遍身漐漐乃佳耳。

伤寒八九日，风湿相搏，身体疼烦，不能自转侧，不呕，不渴，脉浮虚而涩者，桂枝附子汤主之。若其人大便硬，小便自利者，去桂加白术汤主之。

脉浮为在表，虚为风，涩为湿，身体烦疼，表证表脉也。不呕不渴，是里无热，故于桂枝汤加桂以治风寒，去芍药之酸寒，易附子之辛热，以除寒湿。若其人大便硬、小便自利者，表证未除，病仍在表，不是因于胃家实，而因于脾气虚矣。盖脾家实，腐秽当自去，脾家虚，湿土失职，不能制水，湿气留着于皮肤，故大便反见燥化也。不呕不渴，是上焦之化源清，故小便自利。濡湿之地，风气常在，故风湿相搏不解也。病本在脾，法当君白术，代桂枝以治脾，培土以胜湿，土王则风自平矣。前条风胜湿轻，故脉阴阳俱浮，有内热，故汗自出，宜桂枝汤。此湿胜风微，故脉浮虚而涩，内无热而不呕不渴，故可加附子、桂枝理上焦。大便硬，小便利，是中焦不治，故去桂。大便不硬，小便不利，是上焦不治，故仍须桂枝。

桂枝附子汤

桂枝四两　附子三枚，炮　大枣十二枚　生姜三两　甘草二两
上五味，以水六升，煮取二升，去滓，分温三服。

桂枝附子去桂加白术汤

前方去桂枝，加白术四两。余同前法。

初服，其人身如痹。半日许，复服之。三服都尽，其人如冒状，勿怪。此以附、术并走皮内，逐水气未得除，故使之耳。法当加桂四两。此本一方二法，以大便硬，小便自利，去桂也。以大便不硬，小便不利，当加桂。附子三枚，恐多也，虚弱家及产妇，宜减之。

风湿相搏，骨节疼烦，掣痛不得屈伸，近之则痛剧，汗出短气，小便不利，恶风，不欲去衣，或身微肿者，甘草附子汤主之。

身肿痛剧，不得屈伸，湿盛于外也。恶风不欲去衣，风淫于外也。汗出短气，小便不利，化源不清也。君桂枝以理上焦而散风邪，佐术、附、甘草以除湿而调气。

甘草附子汤

甘草炙　白术各二两　桂枝四两　附子二枚，炮

上四味，以水六升，煮取三升，去滓，温服一升，日三。初服得微汗则解，能食，汗止复烦者，服五合。

太阳病，关节疼痛而烦，脉沉而细者，此名湿痹。湿痹之候，其人小便不利，大便反快，但当利其小便。

《内经》曰：风寒湿三气，合而为痹。痛者，寒气多也；烦者，阳遭阴也。夫脉浮为风，细为湿。太阳脉本浮，风湿为病，脉阴阳俱浮，而浮虚而涩。今关节烦疼，脉反沉细者，是发汗不如法，但风气去，湿流骨节为著痹也。湿气留著于身形，脾气不能上输，肺气不能下达。膀胱之液不藏，胃家之关不启，故小便不利。脾土上应，湿化不能制水，故大便反快。但利其小便，安能聚水而为患哉？风湿相搏者，当发汗，风去湿在者，当利小便，此两大法。吐下火攻，非其治矣。

湿家之为病，一身尽疼，发热，身色如熏黄。

凡湿不得泄，热不得越，则身黄。若伤寒发黄时，身疼已解。此湿流骨节，故不解也，须五苓以除其湿。

湿家但头汗出，背强，欲得被覆，向火。若下之，则哕，胸满、小便不利，舌上如胎者，以丹田有热，胸中有寒，渴欲得水而不能饮，口燥烦也。

但头汗，若小便利，则不发黄。背强恶寒，尚是太阳寒湿，法当汗解。若下之，阳气扰于胸中，故满，中伤胃气，故哕，下焦虚，不能制水，故小便不利也。如舌上有胎，不是心家热，以上焦之湿不除，胸中之寒不解，惟丹田之有热不安于下焦，而上走空窍，故口燥烦而舌上胎耳。不能饮水，可见湿犹在中，又当从五苓去桂枝，易肉桂之法矣。

湿家下之，额上汗出，微喘，小便利者死，下利不止者亦死。

湿痹，本无死证，皆因妄治而死。火逆则惊痫瘛疭，下之则直视失溲，舌胎而哕，皆死兆也。夫额上汗出，而小便不利，是湿不得泄，故发黄。此更微喘，是水气入肺。当不能通调水道，而小便反利者，是膀胱不藏，水泉不止也。若下利不止，是仓廪不藏，门户不要也，失守者死矣。

湿家病，身上疼痛，发热，面黄而喘，头痛、鼻塞而烦，其脉大，自能饮食，腹中和，无病，病在头中寒湿，故鼻塞，内药鼻中则愈。

种种皆是表证。鼻塞而不鸣，脉大而不浮，不关风矣，脉不沉细，非湿痹矣。腹和不满，则非瘀热在里。重于头面，是头中寒湿可知。寒湿从鼻而入，故鼻塞，亦当从鼻而出。内药鼻中，塞因塞用法也。

上论湿证。

太阳中暑者，身热疼重而恶寒，脉微弱，此以夏月伤冷水，水行皮中所致也。

眉批：暑字见于内经喝字字形之误，前无所祖，后无所述，确当改正。

中暑与伤寒迥殊，而亦有因于伤寒者。太阳之气，在天为寒，在地为水。冬月之伤寒，伤于天之寒风；夏月之伤寒，伤于地之寒水也。脉微亡阳，脉弱发热。此身热脉虚，本是暑伤于气。而疼重恶寒，实由于寒水沐浴，留在皮肤而然，亦是伤寒所致耳。《金匮》用瓜蒂汤非是，宜五苓散、香薷饮之类。

太阳中暑者，发热恶寒，身重而疼痛，其脉弦细芤迟。小便已，洒洒然毛耸，手足逆冷，小有劳，身即热，口开，前板齿燥。若发汗则恶寒甚，加温针，则发热甚，下之则淋。

弦细芤迟，勿得连讲。言中暑夹寒之脉，或微弱，或弦细，或芤迟，皆是虚脉。如脉浮而紧者名曰弦，弦而细则为虚矣。脉弦而大则为芤，芤固为虚，芤而迟，更为寒矣。以此脉，而见发热恶寒身重疼痛等证，虽当炎夏，而虚寒可知。更当审其小便，小便者，寒水之气化也。寒水留在皮肤，不得下行，故小便已而洒然毛耸，其短涩可知。手足为诸阳之本，小便已而逆冷，其寒水留于四肢可知。夏行冬令，不可为非伤寒所致耳。仍以中暑名之者，以其人阴气素虚，因小有劳，身即发热，内热更炽，见其开口以出之，板齿枯燥，故知其本于中暑耳。若汗之，表阳愈虚，恶寒反甚。火攻，则阴津愈虚，发热反甚。下之，水行谷道，小便更短涩而成淋矣。此东垣补中益气，深合仲景心也。

太阳中暑者，其人汗出恶寒身热而渴也。

中暑夹寒，有不因于浴水，而因于乘凉者。或因露风，或因旷宇，或因夜气，阴寒先著于肌肤，而暑气内伤于心肺，故恶寒身热，汗出而渴也。清暑益气汤，东垣得之矣。

上论暑证。

三证皆本于伤寒，故恶寒、发热、身疼，皆与伤寒相似。痉者，脉同湿家，中暑则大同小异，三脉迥殊于伤寒。治之者，当以脉别证，更当从脉施治耳。

卷之下

南阳　张机　仲景　原文
慈溪　柯琴　韵伯　编注

阳明脉证上

阳明之为病，胃家实也。

阳明为传化之府，当更实更虚。食入，胃实而肠虚，食下，肠实而胃虚。若但实不虚，斯为阳明之病根矣。胃实不是阳明病，而阳明之为病，悉从胃实上得来。故以胃家实，为阳明一经之总纲也。然致实之由，最宜详审，有实于未病之先者，有实于得病之后者，有风寒外来，热不得越而实者，有妄汗吐下，重亡津液而实者，有从本经热盛而实者，有从他经转属而实者。此只举其病根在实，而勿得以胃实即为可下之证。

按阳明提纲，与《内经·热论》不同。《热论》重在经络，病为在表。此以里证为主，里不和，即是阳明病。他条或有表证，仲景意不在表；或兼经病，仲景意不在经。阳明为阖，凡里证不和者，又以阖病为主。眉批：要知仲景祖述《内经》，全是承宣大法，不执一隅，所云大德不逾闲，小德出入者如此。不大便，固阖也，不小便，亦阖也。不能食，食难用饱，初欲食，反不能食，皆阖也。自汗出，盗汗出，表开而里阖也。反无汗，内外皆阖也。种种阓病，或然或否，故提纲独以胃实为正。胃实不是竟指燥屎坚硬，只对下利言。下利是胃家不实矣。故汗出解后，胃中不和而下利者，便不称阳明病。如胃中虚而不下利者，便属阳明。即初硬后溏者，总不失为胃家实也。所以然者，阳明太阴同处中州而所司各别。胃司纳，故以阳明主实；脾司输，故以太阴主利。同一胃府而分治如此，是二经所由分也。

眉批：凡两阳合病，必自下利，此不是阳明之为病，若太阳证罢，便属阳明矣。要知所合是外症，不是在里，故只治表。

问曰：阳明病，外证云何？答曰：身热，汗自出，不恶寒，反恶热也。

眉批：得此一问，阳明一经外证透明，病证如桂枝，而病情迥殊，下文评脉辨证施治，种种与太阳各别。

阳明主里，而亦有外证者，有诸中而形诸外，非另有外证也。胃实之外见者，其身则蒸蒸然，里热炽而达于外，与太阳表邪发热者不同；其汗则濈濈然，从内溢而无止息，与太阳风邪为汗者不同。表寒已散，故不恶寒；里热闭结，故反恶热。只因有胃家实之病根，即见身热自汗之外证，不恶寒反恶热之病情。然此但言病机发见，非即可下之证也，宜轻剂以和之。必谵语、潮热、烦躁、胀满、诸证兼见，才为可下。

四证是阳明外证之提纲。故胃中虚冷，亦得称阳明病者，因其外证如此也。

阳明病，脉浮而紧者，必潮热，发作有时；但浮者，必盗汗出。

阳明脉证，与太阳脉证不同。太阳脉浮紧者，必身疼痛、无汗、恶寒、发热不休。此则潮热有时，是恶寒将自罢，将发潮热时之脉也。此紧反入里之谓，不可拘紧则为寒之说矣。太阳脉，但浮者，必无汗。今盗汗出；自因于内热。且与本经初病，但浮无汗而喘者不同，又不可拘浮为在表之法矣。脉浮紧，潮热而不合麻黄，脉浮潮热盗汗而不是桂枝脉。麻、桂下咽，阳盛则毙耳。此脉从经异，非脉从病反。要知仲景分经辨脉，勿专据脉谈证。

伤寒三日，阳明脉大。

眉批：胃实，恶热，脉大，是阳明三大纲。脉属阳明，浮紧迟中，俱有太状。

脉大者，两阳合明，内外皆阳之象也。阳明受寒之初，病为在表，脉但浮而未大，与太阳同，故亦有麻黄、桂枝证。至二日，恶寒自止，而反恶热。三日来，热势太盛，故脉亦应其象而洪大也。此为胃家实之正脉。若小而不大，便属太阳矣。

《内经》云：阳明之至短而涩。此指秋金司令之时脉。又曰：阳明脉象，大浮也。此指两阳合明之病脉。

脉浮而大，心下反硬，有热，属藏者，攻之，不令发汗；属府者，不令溲数，溲数则大便硬。汗多则热愈，汗少则便难，脉迟尚未可攻。

眉批：热愈，当作愈热。

此治阳明之大法也。阳明主津液所生病，津液干则胃家实矣。津液致干之道有二：汗多则伤上焦之液，溺多则伤下焦之液。一有所伤，则大便硬而难出，故禁汗与溲。夫脉之浮而紧、浮而缓、浮而数、浮而迟者，皆不可攻而可汗。此浮而大，反不可汗而可攻者，以为此阳明三日之脉，当知大为病进，不可拘浮为在表也。心下者，胃口也。心下硬，已见胃实之一班。以表脉不当见里证，故曰反硬耳。有热属藏，是指心肺，有热，不是竟指胃实。攻之，是攻其热，非攻其实，即与黄芩汤，彻其热之义也。不令者，禁止之辞，便见泻心之意。上焦得通，津液自下，胃气因和耳。属府，指膀胱，亦不指胃。膀胱热，故溲数。不令处，亦见当滋阴之义矣。属府，是陪话，本条重在藏热。汗多句，直接发汗句来。盖汗为心液，汗出是有热属藏之征也。所以不令发汗者何？恐汗出多，津液亡，而火就燥，则愈热而大便难。即汗出少，亦未免便硬而难出，故利于急攻耳。仲景治阳明，不患在胃家实，而患在藏有热，故急于攻热，而缓以下其实，禁汗与溲，所以存其津，正以和其实耳。然证有虚实，脉有真假，假令脉迟，便非藏实。是浮大皆为虚脉矣。仲景特出此句，正发明心下硬一证，有无热属藏者，为妄攻其热者禁也，其慎密如此。

眉批：有热属藏，便见表已无热，桂枝汤攻表，十枣汤攻水，泻心汤攻热，承气汤攻实，勿竟作下字解。

眉批：东逸云：用猪苓汤利之，不令溲数，则热从溺泄矣。

眉批：东逸云：阳明之病在热而不在实，阳明之死在燥，而不在实。

阳明病，心下硬满者，不可攻之。攻之利遂不止者死，利止者愈。

眉批：阳明病，利于攻，攻之利遂不止，太阳病，法当汗，发汗遂漏不止，皆阳不密，以至阴不藏，实由阴不守，以致阳明不固耳。

阳明证具，而心下硬，有可攻之理矣。然硬而尚未满，是热邪散漫胃中，尚未干也。妄攻其热，热去寒起，移寒于脾，实反成虚，故利遂不止也。若利能自止，是其人之胃不虚而脾家实，腐秽去尽而邪不留，故愈。

上条热既属藏，利于急攻，所以存津液也。此热邪初炽，禁其妄攻，所以保中气也。要知腹满已见太阴一斑，阳明太阴相配偶，胃实，则太阴转属于阳明，胃虚，则阳明转属于太阴矣。此仲景大有分寸处，诊者大宜着眼。

伤寒呕多，虽有阳明证，不可攻之。

呕多，是水气在上焦，虽有胃实证，只宜小柴胡以通液，攻之，恐有利遂不止之祸。要知阳明病，津液未亡者，慎不可攻。盖腹满呕吐，是太阴阳明相关证；胃实胃虚，是阳明太阴分别处。胃家实，虽变证百出，不失为生阳；下利不止，参、附不能挽回，便是死阴矣。

阳明病，自汗出，若发汗，小便自利，此为津液内竭。大便虽硬，不可攻之。当须自欲大便，宜蜜煎导而通之，若土瓜根，及大猪胆汁，皆可为导。

本自汗，更发汗，则上焦之液已外竭；小便自利，则下焦之液又内竭。胃中津液两竭，大便之硬可知。虽硬而小便自利，是内实而非内热矣。盖阳明之实，不患在燥，而患在热。此内既无热，只须外润其躁耳。连用三自字，见胃实而无变证者，当任其自然，而不可妄治。更当探苦欲之病情，于欲大便时，因其势而利导之，未欲便者，宜静以俟之矣。此何以故？盖胃家实，固是病根，亦是其人命根，禁攻其实者，先虑其虚耳。

阳明病，本自汗出，医更重发汗，病已瘥，尚微烦，不了了者，此必大便硬故也。以亡津液，胃中干燥，故令大便硬。当问其小便日几行，若本小便日三四行，今日再行，故知大便不久出。今为小便数少，以津液当还入胃中，故知不久必大便也。

眉批：此津液外亡，尚轻于津液内竭，故津可还，更不须外导。

治病必求其本。胃者，津液之本也。汗与溲，皆本于津液。本自汗出，本小便利，其人胃家之津液本多。仲景提出亡津液句，为世之不惜津液者告也。病瘥，指身热汗出言。烦，即恶热之谓。烦而微，知恶热将自罢，以尚不了，故大便硬耳。数少，即再行之谓。大便硬，小便少，皆因胃亡津液所致，不是阳盛于里也。因胃中干燥，则饮入于胃，不能上输于肺，通调水道，下输膀胱，故小便反少。而游溢之气，尚能输精肝脾，津液相成，还归于胃。胃气因和，则大便自出，更无庸导法矣。以此见津液素盛者，虽亡津液而津液终自还。正以见胃家实者，每踌躇顾虑，示人以勿妄下与勿妄汗也。

眉批：还入胃中是指脾家津液，不是指小便，后人制萆薢分清饮，欲令小便还入大便，不知膀胱之水，只因气化而出，何能逆入胃中。

历举治法，脉迟不可攻，心下满不可攻，呕多不可攻，小便自利与小便数少不可攻。总见胃家实，不是可攻证。

蜜煎方

蜜七合

上一味，于铜器内煎凝如饴状，搅之，勿令焦着。欲可丸并，手捻作梃，令头锐，大如指，长二寸许。当热时急作，冷则硬。以内谷道中，欲大便时，乃去之。

猪胆汁方

大猪胆一枚，泻汁，和醋少许，以灌谷道中，如一食顷，当大便，出宿食恶物甚效。

眉批：寒能胜热，酸苦能涌泄故也。

问曰：病有得之一日，不发热而恶寒者，何也？答曰：虽得之一日，恶寒将自罢，即自汗出而恶热也。

阳明受病，当二三日发。上条是指其已发热言，此追究二日前未发热时也。初受风寒之日，尚在阳明之表，与太阳初受时同，故阳明亦有麻黄、桂枝证。二日来，表邪自罢，故不恶寒。寒止热炽，故汗自出而反恶热。两阳合明之象见矣。

阳明病，多从他经转属。此因本经自受寒邪，胃阳中发，寒邪即退，反从热化，故耳。若因亡津液而转属，必在六七日来，不在一二日间。本经受病之初，其恶寒虽与太阳同，而无头项强痛为可辨。即发热汗出，亦同太阳桂枝证。但不恶寒反恶热之病情，是阳明一经之枢纽。本经受邪，有中面、中膺之别。中面，则有目疼鼻干，邪气居高，即热反胜寒。寒邪未能一日遽止，此中于膺，部位近于胃，故退寒最捷。

问曰：恶寒何故自罢？答曰：阳明居中，土也，万物所归，无所复传，始虽恶寒，二日自止，此为阳明病也。

太阳病，八九日，尚有恶寒证。若少阳寒热往来，三阴恶寒转甚，非发汗温中，何能自罢？惟阳明恶寒，未经表散，即能自止，与他经不同。始虽恶寒二句，语意在阳明居中句上。夫知阳明之恶寒易止，便知阳明为病之本矣。胃为戊土，位处中州，表里寒热之邪，无所不归，无所不化，皆从燥化而为实。实则无所复传，此胃家实，所以为阳明之病根也。

上论胃实证。

问曰：太阳缘何而得阳明病？答曰：太阳病，若发汗，若下，若利小便，亡津液，胃中干燥，因转属阳明。胃实，大便难，此名阳明也。

此明太阳转属阳明之病。因有此亡津液之病机，成此胃家实之病根也。

按仲景阳明病机，其原本经脉篇，主津液所生病句来。故虽有热，论中身热、鼻干等证，总归重在津液上。如中风之口苦、咽干、鼻干、不得汗、身目黄、小便难，皆津液不足所致。如腹满、小便不利、水谷不别等证，亦津液不化使然。故仲景谆谆以亡津液为治阳明者告也。

脉阳微而汗出少者，为自和也；汗出多者，为太过。阳脉实，因发其汗出多者，亦为太过。太过为阳实于里，亡津液，大便因硬也。

阳明主津液所生病者也。因妄汗而伤津液，致胃家实耳。桂枝证自汗，自汗多，则亡津。麻黄证本无汗，发汗多亦亡津。此虽指太阳转属，然阳明表证亦有之。

本太阳病，初得时，发其汗，汗先出不彻，因转属阳明也。

彻，止也，即汗出多之互辞。

伤寒转属阳明者，其人濈然微汗出也。

此亦汗出不止之互辞。概言伤寒，不是专指太阳矣。

伤寒发热无汗，呕不能食，而反汗出濈濈然者，是转属阳明也。

胃实之病机在汗出多，病情在不能食。初因寒邪外束，故无汗；继而胃阳遽发，故反汗多。即呕不能食时，可知其人胃家素实，与干呕不同。而反汗出，则非太阳之中风，是阳明之病实矣。

太阳病，寸缓、关浮、尺弱，其人发热、汗出，复恶寒、不呕，但心下痞者，此以医下之也。如不下者，病人不恶寒而渴者，此转属阳明也。小便数者，大便必硬，不大便十日，无所苦也。渴欲饮水者，少少与之。但以法救之，宜五苓散。

此病机在渴，以桂枝脉证而兼渴，其人津液素亏可知。小便数，则非消渴矣。以此知大便虽硬，是津液不足，不是胃家有余，即十日不便，而无痞满硬痛之苦，不得为承气证。饮水利水，是胃家实而脉弱之正治也。不用猪苓汤，用五苓散者，以表证未除故耳。此为太阳阳明之并病。余义见五苓证中。

伤寒脉浮缓，手足自温者，系在太阴。太阴者，身当发黄。若小便自利者，不能发黄。至七八日，大便硬者，为阳明病也。

太阴受病，转属阳明者，以阳明为燥土，故非经络表里相关所致，总因亡津液而致也。此病机在小便，小便不利，是津液不行，故湿土自病，病在肌肉；小便自利，是津液越出，故燥土受病，病在胃也。

客曰：病在太阴，同是小便自利，至七八日暴烦下利者，仍为太阴病，大便硬者，转为阳明病。其始则同，其终则异，何也？曰：阴阳异位，阳道实，阴道虚。故脾家实，则腐秽自去，而从太阴之开；胃家实，则地道不通，而成阳明之阖。此其别也。

上论他经转属证。

问曰：脉有阳结、阴结，何以别之？答曰：其脉浮而数，能食，不大便者，此为实，名曰阳结也。期十七日当剧。其脉沉而迟，不能食，身体重，大便反硬，名曰阴结也。期十四日当剧。

脉以浮为阳，为在表；数为热，为在府；沉为阴，为在里；迟为寒，为在藏。证以能食者为阳，为内热；不能食者为阴，为中寒。身轻者为阳，重者为阴。不大便者为阳，自下利者为阴。此阳道实，阴道虚之定局也。然阳证亦有自下利者，故阴证亦有大便硬者。实中有虚，虚中有实，又阴阳更实更虚之义。故胃实，因于阳邪者为阳结；有因于阴邪者名阴结耳。然阳结能食而不大便，阴结不能食而能大便，何以故？人身腰以上为阳，腰以下为阴。阳结则阴病，故不大便；阴结则阳病，故不能食。此阳胜阴病，阴胜阳病之义也。凡三候为半月，半月为一节。凡病之不及、太过，斯皆见矣。能食不大便者，是但纳不输，为太过。十七日剧者，阳主进，又合乎阳数之奇也。不能食而硬便仍去者，是但输不纳，为不足。十四日剧者，阴主退，亦合乎阴数之偶也。脉法曰：计其余命生死之期，期以月节剋之。《内经》曰：能食者过期，不能食者不及期。此之谓也。

此条本为阴结发论。阳结即是胃实，为阴结作伴耳。阴结无表证，当属之少阴，不可以身重、不能食，为阳明应有之证，沉迟为阳明常见之脉。大便硬为胃家实，而不敢用温补之剂也。且阴结与固瘕、谷疸有别。彼溏而不便，是虚中有实；此硬而自便，是实中有虚。急须用参、附以回阳，勿淹留期至而至不救。

上论阴阳结证。

阳明病，脉迟，汗出多，微恶寒者，表未解也，可发汗，宜桂枝汤。

阳明病，脉浮，无汗而喘者，发汗则愈，宜麻黄汤。

此阳明之表证、表脉也。二证全同太阳，而属之阳明者，不头项强痛故也。要知二方，专为表邪而设，不为太阳而设。见麻黄证，即用麻黄汤，见桂枝证，即用桂枝汤，不必问其为太阳阳明也。若恶寒一罢，则二方在所禁矣。

阳明病，脉浮而紧者，必潮热发作有时，但浮者，必盗汗出。

上条脉证，与太阳相同，此条脉证，与太阳迥殊。此阳明半表半里之脉证，麻、桂下咽，阳盛则毙耳。故善诊者，必据证辨脉，勿据脉谈证。全注详见本篇之前。

脉浮而迟，面热赤而战惕者，六七日当汗出而解。迟为无阳，不能作汗，其身必痒也。

此阳明之虚证、虚脉也。邪中于面，而阳明之阳上奉之。故面热而色赤。阳并于上，而不足于外卫，寒邪切肤，故战惕耳。此脉此证，欲其恶寒自止于二日间，不可得矣。必六七日，胃阳来复，始得汗出漐漐而解。所以然者，汗为阳气，迟为阴脉，无阳不能作汗，更可以身痒验之，此又当助阳发汗者也。

阳明病，法多汗，反无汗，其身如虫行皮肤中者，此久虚故也。

阳明气血俱多，故多汗；其人久虚，故反无汗。此又当益津液、和营卫，使阴阳自和而汗出也。

阳明病，反无汗而小便利，二三日，呕而咳，手足厥者，必苦头痛。若不咳不呕，手足不厥者，头不痛。

小便利，则里无瘀热可知。二三日，无身热汗出恶热之表，而即见呕咳之里，似乎热发于阴。更手足厥冷，又似病在三阴矣。苦头痛，又似太阳之阴证。然头痛必因咳呕厥逆，则头痛不属太阳。咳呕厥逆，则必苦头痛，是厥逆不属三阴。断乎为阳明半表半里之虚证也。此胃阳不敷布于四肢，故厥，不上升于额颅，故痛。缘邪中于膺，结在胸中，致呕咳而伤阳也。当用瓜蒂散吐之，呕咳止，厥痛自除矣。两者字作时字看便醒。

阳明病，但头眩，不恶寒，故能食而咳，其人必咽痛。若不咳者，咽不痛。

不恶寒，头不痛，但眩，是阳明之表已罢。能食而不呕不厥，但咳，是咳为病本也。咽痛因于咳，头眩亦因于咳。此邪结胸中而胃家未实也，当从小柴胡加减法。

阳明病，口燥，但欲漱水，不欲咽者，此必衄。

脉浮发热，口干鼻燥，能食者则衄。

此邪中于面，而病在经络矣。液之与血，异名而同类。津液竭，血脉因之而亦伤。故阳明主津液所生病，亦主血所生病。阳明经起于鼻，萦于口齿。阳明病，则津液不足，故口鼻干燥。阳盛则阳络伤，故血上溢而为衄也。口鼻之津液枯涸，故欲咳嗽，水不欲咽者，热在口鼻，未入乎内也。能食者，胃气强也。以脉浮发热之证，而见口干鼻燥之病机，知病在阳明，更审其能食、不欲咽水之病情，知热不在气分而在血分矣。此问而知之也。

按：太阳阳明皆多血之经，故皆有血证。太阳脉当上行，营气逆，不循其道，反循颠而下至目内眦，假道于阳明，自鼻頞而出鼻孔，故先目瞑头痛。阳明脉当下行，营气逆而不下，反循齿环唇而上循鼻外，至鼻頞而入鼻，故先口燥鼻干。异源而同流者，以阳明经脉起于鼻之交頞中，旁纳太阳之脉故也。

二条但言病机，不及脉法主治，宜桃仁承气、犀角地黄辈。

上论阳明在表脉证。

伤寒四五日，脉沉而喘满，沉为在里，而反发其汗，津液越出，大便为难，表虚里实，久则谵语。

喘而胸满者，为麻黄证。然必脉浮者，病在表，可发汗。今脉沉为在里，则喘满属于里矣。反攻其表则表虚，故津液大泄。喘而满者，满而实矣，因转属阳明，此谵语所由来也。宜少与调胃。

汗出为表虚，然是陪语，归重只在里实。

发汗多，若重发汗者，亡其阳。谵语脉短者死，脉自和者不死。

上条言谵语之由，此条论谵语之脉。亡阳，即津液越出之互辞。心之液为阳之汗，脉者，血之府也。心主血脉，汗多则津液脱，营血虚，故脉短，是营卫不行，脏腑不通则死矣。此谵语而脉自和者，虽津液妄泄，而不甚脱，一惟胃实，而营卫通调，是脉有胃气，故不死。此下，历言谵语不因于胃者。

谵语，直视喘满者死，下利者亦死。

上条言死脉，此条言死证。盖谵语本胃实，而不是死证。若谵语而一见虚脉虚证，则是死证，而非胃家实矣。脏腑之精气，皆上注于目。目不转，睛不识人，脏腑之气绝矣。喘满见于未汗之前为里实；见于谵语之时，是肺气已败。呼吸不利，故喘而不休。脾气大虚，不能为胃行其津液，故满而不运。若下利不止，是仓廪不藏，门户不要也。与大便难而谵语者，天渊矣。

夫实则谵语，虚则郑声。郑声，重语也。

同一谵语，而有虚实之分。邪气盛则实，言虽妄诞，与发狂不同，有庄严状，名曰谵语。正气夺则虚，必目见鬼神，故郑重其语，有求生求救之状，名曰郑声。此即从谵语中分出，以明谵语有不因胃实而发者。更释以重语二字，见郑重之谓，而非郑卫之音也。若造字出于喉中，与语多，重复叮咛不休等义，谁不知其虚，仲景乌庸辨。

阳明病下血、谵语者，此为热入血室。但头汗出者，刺期门，随其实而泻之，濈然汗出则愈。

血室者，肝也。肝为藏血之藏，故称血室。女以血用事，故下血之病最多。若男子非损伤，则无下血之病。惟阳明主血所生病，其经多血多气，行身之前，邻于冲任。阳明热盛，侵及血室，血室不藏，溢出前阴，故男女俱有是证。血病，则魂无所归，心神无主，谵语必发。要知此非胃实，因热入血室而肝实也。肝热心有热，热伤心气，既不能主血，亦不能作汗。但头有汗，而不能遍身，此非汗吐下法可愈矣。必刺肝之募，引血上归经络，推陈致新，使热有所泄，则肝得所藏、心得所主、魂有所归、神有所依，自然汗出周身，血不妄行，谵语自止矣。

按：蓄血、便脓血，总是热入血室，入于肠胃，从肛门而下者，谓之瘀血脓血。盖女子经血出自子户，与溺道不同门。男子精、血、溺三物，内异道而外同门，精道由肾，血道由肝，水道由膀胱。其源各别，而皆出自前阴。

期门，肝之募也，又足太阴厥阴阴维之会。太阴阳明为表里，厥阴少阳为表里。阳病治阴，故阳明少阳血病，皆得刺之。

妇人中风，发热恶寒，经水适来。得之七八日，热除，而脉迟身凉，胸胁下满，如结胸状，谵语者，此为热入血室也。当刺期门，随其实而泻之。

人之十二经脉，应地之十二水，故称血为经水，女子属阴而多血。脉者，血之府也。脉以应月，故女子一月，经水溢出，应时而下，故又称之为月事也。此言妇人适于经水来时，中于风邪，发热恶寒。此时未虑及月事矣，病从外来，先解其外，可知。至七八日，热除身凉，脉迟为愈，乃反见胸胁苦满，而非结胸，反发谵语而非胃家实，何也？脉迟故也。迟为在藏，必其经水适来时，风寒外束，内热乘肝，月事未尽之余，其血必结。当刺其募以泻其结热，满自消而谵语自止，此通因塞用法也。

妇人伤寒发热，经水适来，昼则明了，暮则谵语，如见鬼状，此为热入血室。无犯胃气及上下焦，必自愈。

　　前言中风，此言伤寒者，见妇人伤寒中风，皆有热入血室证也。然此三条，皆因谵语而发，不重在热入血室，更不重在伤寒中风。要知谵语多有不因于胃者，不可以谵语为胃实而犯其胃气也。发热不恶寒，是阳明病。申酉谵语，疑为胃实。若是经水适来，因知热入血室矣。此经水未断，与上条血结不同。是肝虚，魂不安而妄见，本无实可泻，固不得妄下以伤胃气。亦不得刺之令汗，以伤上焦之阳，刺之出血，以伤下焦之阴也。俟其经尽，则谵语自除，而身热自退矣。当以不治治之。与呕家不治，呕脓尽自愈，热结膀胱，血自下者愈同。妇人热入血室，寒热如疟而不谵语者，入柴胡证。

　　上论阳明谵语脉证。

阳明脉证下

　　阳明中风，口苦咽干，腹满微喘，发热、恶寒，脉浮而紧，若下之，则腹满、小便难也。

　　本条，无目疼鼻干之经病，又无尺寸俱长之表脉。微喘恶寒，脉浮而紧，与太阳麻黄证同。口苦、咽干，又似太阳少阳合病。更兼腹满，又似太阳太阴两感。他经形证互呈，本经形证未显，何以名为阳明中风耶？以无头项强痛，则不属太阳；不耳聋目赤，则不属少阳；不腹满自利，则不关太阴。是知口为胃窍，咽为胃门，腹为胃室，喘为胃病矣。今虽恶寒，二日必止，脉之浮紧，亦潮热有时之候也。此为阳明病初在里之表，津液素亏，故有是证。若以腹满为胃实而下之，津液更竭，腹更满而小便难，必大便反易矣。此中风转中寒，胃实转胃虚，初能食而致反

99

不能食之机也。伤寒中风，但见有柴胡一证便是。则口苦咽干，当从少阳证治。脉浮而紧者，当曰弦矣。

阳明中风，脉弦浮大而短气腹部满，胁下及心痛，久按之，气不通，鼻干，不得汗，嗜卧，一身及面目悉黄，小便难，有潮热，时时哕，耳前后肿。刺之小瘥，外不解。病过十日，脉弦浮者，与小柴胡汤；脉但浮，无余证者，与麻黄汤。若不尿，腹满加哕者，不治。

本条不言发热。看中风二字，便藏表热在内。外不解，即指表热而言。即暗伏内已解句。病过十日，是内已解之互文也，当在外不解句上。无余证句，接外不解句来。刺之，是刺足阳明，随其实而泻之。少瘥者，言内证俱减，但外证未解耳，非刺耳前后，其肿少瘥之谓也。脉弦浮者，向之浮大，减小而弦尚存。是阳明之脉证已罢，惟少阳之表邪尚存，故可用小柴胡以解外。若脉但浮而不弦大，则非阳明少阳脉。无余证，则上文诸证悉罢，是无阳明少阳证。惟太阳之表邪未散，故可与麻黄汤以解外。所以然者，以阳明居中，其风不是太阳转属，即是少阳转属，两阳相熏灼，故病过十日而表热不退也。无余证可凭，只表热不解，法当凭脉。故弦浮者，可知少阳转属之遗风；但浮者，是太阳转属之余风也。若不尿，腹满加哕，是接耳前后肿来。此是内不解，故小便难者，竟至不尿，腹部满者，竟不减，时时哕者，更加哕矣。非刺后所致，亦非用柴胡麻黄后变证也。

太阳主表，故中风多表证；阳明主里，故中风多里证。

弦为少阳脉，耳前后胁下为少阳部。阳明中风，而脉证兼少阳者，以胆为风府故也。若不兼少阳脉证，只是阳明病，而不名中风矣。参看口苦咽干，知阳明中风，从少阳转属者居多。

本条名中风，而不言恶风，亦不言恶热。要知始虽恶寒，二日自止，风邪未解，故不恶热。是阳明中风与太、少不同，而阳明过经留连不解之风，亦与本经初中迥别也。

上论阳明中风证。

阳明病，若能食，名中风，不能食，名中寒。

太阳主表，病情当以表辨。阳明主里，证虽在表，病情仍以里辨。此不特以能食不能食别风寒，更以能食不能食，审胃家虚实也。要知风寒本一体，随人胃气而别。此条本为阳明初受表邪，先辨胃家虚实，为诊家提纲。使其着眼处，不是为阳明分中风伤寒之法也。

阳明病，若中寒，不能食，小便不利，手足濈然汗出，此欲作固瘕，必大便初硬后溏。所以然者，以胃中冷，水谷不别故也。

胃实则中热，故能消谷；胃虚则中寒，故不能食。阳明以胃实为病根，更当以胃寒为深虑耳。凡身热、汗出、不恶寒、反恶热，称阳明病。今但手足汗出，则津液之泄于外者尚少，小便不利，则津液不泄于下。阳明所虑在亡津液，此更虑其不能化液矣。

固瘕，即初硬后溏之谓。肛门虽固结，而肠中不全干也。溏，即水谷不别之象，以癥瘕作解者谬矣。按：大肠小肠，俱属于胃。欲知胃之虚实，必于二便验之。小便利，屎定硬；小便不利，必大便初硬后溏。今人但知大便硬、大便难、不大便者为阳明病。亦知小便难、小便不利、小便数少或不尿者，皆阳明病乎？

阳明病，不能食，攻其热必哕。所以然者，胃中虚冷故也。以其人本虚，故攻其热必哕。

初受病，便不能食，知其人本来胃虚，与中有燥屎而反不能食者有别也。哕为胃病，病深者其声哕矣。

若胃中虚冷，不能食者，饮水则哕。

要知阳明病不能食者，虽身热恶热而不可攻其热。不能食，便是胃中虚冷。用寒以彻表热，便是攻，非指用承气也。伤寒治阳明之法，利在攻，仲景治阳明之心，全在未可攻，故谆谆以胃家虚实相告耳。

阳明病，脉迟，腹满，食难用饱，饱则微烦，头眩，必小便难，此欲作谷疸。虽下之，腹满如故，所以然者，脉迟故也。

阳明脉浮而弦大为中风。若脉迟，为中寒、为无阳矣。食难用饱，因于腹满，腹满因于小便难，烦、眩又因于食饱耳。食入于胃，浊气归心，故烦。虚阳不能化液，则清中清者不上升，故食谷则头眩；浊中清者不下输，故腹满而小便难。胃脘之阳不达于寸口，故脉迟也。《金匮》曰：谷气不消，胃中苦浊，浊气下流，小便不通，身体尽黄，名曰谷疸。当用五苓散调胃利水，而反用茵陈汤下之，腹满不减，而除中发哕所由来矣。所以然者，盖迟为在藏，脾家实，则腐秽自去。食难用饱者，脾不磨也。下之则脾家愈虚，不化不出，故腹满如故。

伤寒脉迟，六七日而反与黄芩汤彻其热。脉迟为寒，今反与黄芩汤复除其热，腹中应冷，当不能食。今反能食，此名除中，必死。

凡首揭阳明病者，必身热汗出、不恶寒、反恶热也。此言伤寒，则恶寒可知，言彻其热，则发热可知。脉迟为无阳，不能作汗，必仗桂枝汤，啜稀热粥，令汗生于谷耳。黄芩汤，本为协热下利而设，不为脉迟表热而设。今不知脉迟为里寒，但知清表之余热。热去寒起，则不能食者为中寒，反能食者为除中矣。除中者，胃阳不支，假谷气以自救，凡人将死而反强食者是也。

阳明病，初欲食，小便反不利，大便自调。其人骨节疼，翕翕如有热状，奄然发狂，濈然汗出而解者，此水不胜谷气，与汗共并，脉紧则愈。

初欲食，则胃不虚冷。小便不利，是水气不宣矣。大便反调，胃不实可知。骨节疼者，湿流骨节也。翕翕如有热而不甚热者，燥化不行，而湿在皮肤也。其人胃本不虚，因水气怫郁，郁极而发，故忽狂。汗生于谷，漐然汗出者，水气与谷气，并出而为汗也。脉紧者，对迟而言，非紧则为寒之谓。

若脉迟，至六七日，不欲食，此为晚发，水停故也，为未解；食自可者为欲解。

初能食，至六七日，阳气来复之时，反不欲食，是胃中寒冷，因水停而然，名曰晚发，固瘕、谷疸等证为未除也。食自可，则胃阳已复，故欲解。

伤寒，大吐大下之，极虚，复极汗者，以其人外气怫郁。复与之水，以发其汗，因得哕。所以然者，胃中虚冷故也。

阳明居中，或亡其津而为实，或亡其津而为虚，皆得转属阳明。其传为实者可下，其传为虚者当温矣。

上论阳明中寒证。

阳明病，欲解时，从申至戌上。

申酉为阳明主时，即日晡也。凡称欲解者，俱指表而言，如太阳头痛自止，恶寒自罢，阳明则身不热，不恶热也。

上论阳明病解时。

栀子豉汤证

阳明病，脉浮而紧，咽燥口苦，腹满而喘，发热汗出，不恶寒，反恶热，身重。若发汗则躁，心愦愦而谵语。若加温针，心怵惕，烦躁不得眠。若下之，则胃中空虚，客气动膈，心中懊憹。舌上胎者，栀子豉汤主之。

脉证与阳明中风同。彼以恶寒，故名中风；此反恶热，故名阳明病。阳明主肌肉，热盛无津液以和之，则肉不和，故身重，此阳明半表里证也。邪已入腹，不在营卫之间，脉虽浮。不可为在表而发汗；脉虽紧，不可以身重而加温针；胃家初实，尚未燥硬，不可以喘满恶热而攻下。若妄汗之，则肾液虚，故躁；心液亡，故昏昧而聩聩；胃无津液，故大便躁硬而谵语也。若谬加温针，是以火济火，故心恐惧而怵惕；土水皆因火侮，故烦躁而不得眠也。阳明中风，病在气分，不可妄下。此既见胃实之证，下之亦不为过。但胃中以下而空虚，喘满、汗出、恶热、身重等证或罢，而邪之客上焦者，必不因下除，故动于膈而心中懊侬不安也。病在阳明，以妄汗为重、妄下为轻。舌上胎句，顶上四段来。不恶、反恶，皆由心生，聩聩、怵惕、懊侬之象，皆心病所致，故当以舌验之。舌为心之外候，心热之微甚，与胎之厚薄、色之浅深，为可征也。栀子豉汤主之，是总结上四段证。要知本汤是胃家初受，双解表里之方，不只为误下后立法。盖阳明初病，不全在表，不全在里，诸证皆在里之半表间，汗下温针，皆在所禁。将何以治之，惟有吐之一法，为阳明表邪之出路耳。然病在胸中，宜瓜蒂散。此已在腹中，则瓜蒂散不中与也，栀子豉汤主之。外而自汗恶热身重可除，内而喘满咽干口苦自解矣。

阳明之有栀豉汤，犹太阳之有桂枝汤，既可以驱邪，又可以救误，上焦得通，津液得下，胃气因和耳。

若渴欲饮水，口干舌燥者，白虎加人参汤主之。

上文是阳邪自表入里，此条则自浅入深之证也。咽燥、口苦、恶热，热虽在里，尚未犯心；聩聩、怵惕、懊恼，虽入心，尚不及胃；燥渴欲饮，是热已入胃。尚未燥硬。用白虎加人参汤，泻胃火而扶元气，全不涉汗吐下三法矣。

若脉浮发热，渴欲饮水，小便不利者，猪苓汤主之。

上条根首条诸证，此条又根上文饮水来。连用五若字，见仲景设法御病之详。栀豉汤所不及者，白虎汤继之，白虎汤不及者，猪苓汤继之，此阳明起手之三法。所以然者，总为胃家惜津液，既不肯令胃燥，又不肯令水渍入胃耳。余义见猪苓汤证。

发汗，吐下后，虚烦不得眠。若剧者，必反覆颠倒，心中懊恼，栀子豉汤主之。若少气者，栀子甘草豉汤主之。若呕者，栀子生姜豉汤主之。

虚烦，是阳明之坏病，便从栀子汤随证治之，犹太阳坏病，多用桂枝汤加减同也。以吐易温针，以懊恼概聩聩、怵惕，可互文见意。栀豉汤，本为治烦躁设，又可以治虚烦，以此知治阳明之虚与太阳之虚不同，阳明之烦与太阳之烦有别矣。首句，虽兼汗吐下，而大意单指下后言，以阳明病多误在早下故也。反覆颠倒四字，切肖不得眠之状，为虚烦二字传神。此火性摇动，心无依著故也。心居胃上，即阳明之表。凡心病，皆阳明表邪，故制栀豉汤因而越之。盖太阳之表，当汗而不当吐；阳明之表，当吐而不当汗；太阳之里，当利小便而不当下；阳明之里，当下而不当利小便。今人但知汗为解表，不知吐亦为解表，故于仲景大法中，但知汗下，而遗其吐法耳。若少气、若呕，又从虚烦中想出。烦必伤气，加甘草以益气；虚实相搏，必欲呕，加生姜以散邪。

发汗，若下之而烦热，胸中窒者，栀子豉汤主之。

窒者，痞塞之谓。烦为虚烦，则热亦虚热，窒亦虚窒矣。此热伤君主，心气不足而然。栀豉治之，是益心之阳，寒亦通行之谓欤？误下后，痞不在心下而在胸中，故仍用栀豉，与太阳下后，外不解者仍用桂枝同法。盖病不变，则方不可易耳。

下后更烦，按之心下濡者，为虚烦也，宜栀子豉汤。

更烦，是既解而复烦也。心下软，对胸中窒而言，与心下反硬者悬殊矣。要知阳明虚烦，对胃家实热而言，是空虚之虚，不是虚弱之虚。

阳明病，下之，其外有热，手足温，不结胸，心中懊恼，饥不能食，但头汗出者，栀子豉汤主之。

外有热，是身热未除。手足温，尚未濈然汗出，此犹未下前证，见不当早下也。不结胸，是心下无水气，知是阳明之燥化。心中懊恼，是上焦之热不除。饥不能食，是邪热不杀谷。但头汗出而不发黄者，心火上炎，而皮肤无水气也。此指下后变证。夫病属阳明，本有可下之理。然外证未除，下之太早，胃虽不伤，而上焦火郁不达，仍与栀子豉汤吐之，心清而内外自和矣。

伤寒五六日，大下之后，身热不去，心中结痛者，未欲解也，栀子豉汤主之。

病发于阳而反下之，外热未除，心中结痛，虽轻于结胸，而甚于懊恼矣。结胸是水结胸胁，用陷胸汤，水郁则折之也。此乃热结心中，用栀豉汤，火郁则发之也。

栀子豉汤

栀子十四枚　香豉四合，绵裹

上二味，以水四升，先煮栀子，得二升半，内豉，煮取升半，去滓，分为二服，温进一服，得吐，止后服。

栀子甘草豉汤

本方加甘草二两。余同前法。

栀子生姜豉汤

本方加生姜五两。余同前法。

此阳明半表半里、涌泄之剂也。少阳之半表是寒，半里是热。而阳明之热，自内达外，有热无寒。其外证，身热汗出，不恶寒、反恶热，身重，或目疼、鼻干、不得卧。其内证，咽燥、口苦，舌胎、烦躁，渴欲饮水，心中懊恼，腹满而喘。此热半在表，半在里也。脉虽浮紧，不得为太阳病，非汗剂所宜。又病在胸腹而未入胃府，则不当下，法当涌吐以发散其邪。栀子苦能泄热，寒能胜热，其形象心；又赤色通心，故治心烦、聩聩、懊恼、结痛等证。豆形象肾，制而为豉，轻浮上行，能使心腹之邪上出于口，一吐而心腹得舒、表里之烦热悉除矣。所以然者，二阳之病发心脾，以上诸证，是心脾热，而不是胃家热，即本论所云有热属藏者，攻之，不令发汗之谓也。若夫热伤气者少气，加甘草以益气。虚热相搏者多呕，加生姜以散邪。栀豉汤，以栀配豉，瓜蒂散，以赤豆配豉，皆心肾交合之义。

伤寒，医以丸药大下之，身热不去，微烦者，栀子干姜汤主之。

攻里不远寒，用丸药大下之，寒气留中可知。心微烦而不懊恼，则非吐剂所宜也。用栀子以解烦，倍干姜以逐内寒而散表热。寒因热用，热因热用，二味成方，而三法备矣。

伤寒下后，心烦腹满，起卧不安者，栀子厚朴汤主之。

心烦则难卧，腹满则难起。起卧不安，是心移热于胃，与反覆颠倒之虚烦不同。栀子以治烦，枳、朴以泄满，此两解心腹之妙剂也。热已入胃则不当吐，便未燥硬则不可下，此为小承气之先着。

栀子干姜汤

栀子十四枚　干姜二两

上二味，以水三升，煮取一升半，去滓，分二服，温进一服。

栀子厚朴汤

栀子十四枚　厚朴四两　枳实四枚

余同前法。

夫栀子之性，能屈曲下行，不是上涌之剂。惟豉之腐气，上熏心肺，能令人吐耳。观瓜蒂散必用豉汁和服，是吐在豉而不在栀也。此栀子干姜汤，去豉用姜，是取其横散；栀子厚朴汤，以枳、朴易豉，是取其下泄，皆不欲上越之义。旧本两方后，概云得吐止后服，岂不谬哉？观栀子檗皮汤与茵陈汤中俱有栀子，俱不言吐，又病人旧微溏者不可与，则栀子之性自明。

伤寒身热发黄者，栀子檗皮汤主之。

身热汗出，为阳明病。若寒邪太重，阳气怫郁在表，亦有汗不得出、热不得越而发黄者矣。黄为土色，胃火内炽，津液枯涸，故黄见于肌肉之间。与太阳误下、寒水留在皮肤者迥别，非汗吐下三法所宜也，必须苦甘之剂以调之。栀、柏、甘草，皆色黄而质润。栀子以治内烦，柏皮以治外热，甘草以和中气。形色之病，仍假形色以通之，神乎神矣。

栀子柏皮汤

栀子十五枚　甘草一两　黄柏

上三味，以水四升，煮取一升半，去滓，分温再服。

阳明病，无汗，小便不利，心中懊侬者，身必发黄。

阳明病，法多汗，反无汗，则热不得越；小便不利，则热不得降；心液不支，故虽未经汗下，而心中懊侬也。无汗、小便不利，自发黄之原，心中懊侬，自发黄之兆。然口不渴，腹不满，非茵陈汤所宜，与栀子柏皮汤，黄可解矣。

阳明病，被火，额上微汗出，而小便不利者，必发黄。

阳明无表证，不当发汗，况以火劫乎？额为心部，额上微汗，心液竭矣。心虚肾亦虚，故小便不利而发黄。非栀子柏皮汤，何以挽津液于涸竭之余耶？

阳明病，面合赤色，不可攻之，必发热色黄，小便不利也。

面色正赤者，阳气怫郁在表，当以汗解。而反下之，热不得越，故复发热，而赤转为黄也。上条因于火逆，此条因于妄下。前以小便不利而发黄，此条先黄而小便不利。总因津液枯涸，不能通调水道而然。须栀子、柏皮，滋化源而致津液，非渗泄之剂所宜矣。

未发，宜栀子豉汤，已黄，宜栀子柏皮汤。

仲景治太阳发黄有二法：但头汗出，小便不利者，麻黄连翘汤汗之；少腹硬，小便自利者，抵当汤下之。治阳明发黄有二法：但头汗、小便不利、腹满者，茵陈大黄以下之；身热发黄与误治而致者，栀子柏皮以清之。总不用渗泄之剂。要知仲景治阳明，重在存津液，不欲利小便，惟恐胃中燥耳。所谓治病必求其本。

凡用栀子汤，病人旧微溏者，不可与服之。

向来胃家不实，即栀子亦禁用。用承气者，可不慎诸？

瓜蒂散证

病如桂枝证，头不痛，项不强，寸脉微浮，胸中痞硬，气上冲咽喉，不得息者，此为胸有寒也，当吐之，宜瓜蒂散。

病如桂枝，是见发热、汗出、恶风、鼻鸣、干呕等证。头不痛，项不强，则非太阳中风。未经汗下，而胸中痞硬，其气上冲，便非桂枝证矣。病机在胸中痞硬，便当究痞硬之病因，思胸中病硬之治法矣。胸中者，阳明之表也。邪中于面，则入阳明，中于膺，亦入阳明。则鼻鸣、发热、汗出、恶风者，是邪中于面，在表之表也。胸中痞硬，气上冲，不得息者，邪中于膺，在里之表也。寒邪结而不散，胃阳抑而不升，故成此痞象耳。胃者，土也，土生万物，不吐者死，必用酸苦涌泄之味，因而越之，胃阳得升，胸寒自散。里之表和，表之表亦解矣。此瓜蒂散，为阳明里之表剂。

病人手足厥冷，脉乍紧者，邪结在胸中；心下满而烦，饥不能食者，病在胸中。当吐之，宜瓜蒂散。

手足为诸阳之本，厥冷则胃阳不达于四肢矣。紧则为寒，乍紧者，不厥时不紧，言紧必与厥相应也。此寒结胸中之脉证。心下者，胃口也。满者胃气逆，烦者胃火盛。火能消物，故饥；寒结胸中，故不能食。此阴并于上，阳并于下，故寒伤形，热伤气也。非汗下温补之法所能治，必瓜蒂散吐之。此通因塞用法，又寒因寒用法。

上条是阳明中风脉证，此条是阳明伤寒脉证。上条是阳明小结胸，此条是阳明大结胸。太阳结胸，因热入，硬满而痛为有形，故制大陷胸下之。阳明结胸，因寒塞，硬满不痛为无形，故制瓜蒂散吐之。

少阴病，饮食入口则吐。心中温，温欲吐，复不能吐，始得之，手足寒，脉强迟者，此胸中实，不可下也，当吐之。若膈上有寒饮，干呕者，不可吐也，当温之，宜四逆汤。

欲吐而不吐者，少阴虚证。此饮食入口即吐，非胃寒矣。心下温，温即欲吐，温止则不欲吐矣。复不能吐者，寒气在胸中，似有形而实无形，非若饮食有形，而可直拒之也。此病升而不降，宜从高者抑之之法，下之则愈矣。而不敢下者，以始得病时，手足寒，脉弦迟，疑其为寒矣。今以心下温证之，此为热实，然实不在胃家，而在胸中，则不可下也。当因其势而利导之，不出高者越之之法。然病在少阴，呕吐多属于虚寒，最宜细究。若膈上有寒饮，与心下温者不同；而反干呕者，与饮食即吐者不侔矣。瓜蒂散不中与也。气上冲、满而烦、心下温，皆是瓜蒂散作眼处。

手足寒，脉弦迟，有心温、膈寒二证，须着眼。

瓜蒂散

赤小豆　瓜蒂　熬黄，各一分

上二味，各别捣筛为散，已，合治之。取一钱已，以香豉一合，用热汤七合，煮作稀糜，去滓，取汁和散，温顷服之。不吐者少少加，得快吐乃止。

诸亡血虚家，不可与之。

瓜为甘果，而熟于长夏，清胃热者也。其蒂者，瓜之生气所系。色青味苦，象东方甲木之化，得春升生发之机。故能提胃中之气，除胸中实邪，为吐剂中第一品药。故必用谷气以和之。赤豆甘酸，其性下行而止吐，取为反佐，制其太过也。香豉本性沉重，糜熟而使轻浮，苦甘相济，引阳气以上升，驱阴邪而外出，作为稀糜，调彼二散，虽快吐而不伤神。此仲景制方之精义。

赤豆为心谷而主降者，豉为肾谷而反主升，既济之理也。

太阳病，当恶寒发热。今自汗出，不恶寒发热，关上脉细数者，以医吐之故也，此为小逆。一二日吐之者，腹中饥，口不能食。三四日吐之者，不喜糜粥，欲食冷食，朝食暮吐，以医吐之所致也。

言太阳，病头项强痛可知。今自汗出而不恶寒发热，疑非桂枝证。以脉辨之，关上者，阳明脉位也，细数而不洪大。虽自汗而不恶热，则不是与阳明并病。不口干烦满而自汗出，是不与少阴两感。原其故，乃庸医妄吐之所致也。吐后恶寒发热之表虽除，而头项强痛仍在，则自汗为表虚，脉细数为里热矣。此其人胃气未伤，犹未至不能食也，尚为小逆。其误吐而伤及胃气者，更当计日以辨之。若一二日间，热正在表，当汗解而反吐之，寒邪乘虚入胃，故饥不能食。三四日间，热发于里，当清解而反吐之，胃阳已亡，故不喜谷食，而反喜瓜果，是除中也。邪热不化物，故朝食暮吐，生意尽矣，此为大逆。

按：三阳皆受气于胸中。在阳明以胸为表，吐之，阳气得宣，故吐中便寓发表之意。太阳以胸为里，故有干呕、呕逆之证，而不可吐，吐之，则伤胃而为逆。少阳得胸中之表，故亦有喜呕证，吐之，则悸而惊矣。

太阳病，吐之，但太阳病当恶寒，今反不恶寒，不欲近衣，此为吐之内烦也。

上条因吐而亡胃脘之阳，此因吐而伤膻中之阴矣。前条，见其人之胃虚，此条，见其人之阳盛。前条，寒入太阴而伤脾精，此条，热入阳明而成胃实，皆太阳妄吐之变证，是瓜蒂散所禁，不特亡血虚家耳。

白虎汤证

伤寒脉浮，发热无汗，其表不解者，不可与白虎汤。渴欲饮水，无表证者，白虎加人参汤主之。

白虎汤，治结热在里之剂，先示所禁，后明所用，见白虎为重剂，不可轻用也。脉浮、发热、无汗，麻黄证尚在，即是表不解；更兼渴欲饮水，又是热入里。此谓之有表里证，当用五苓，多服暖水发汗矣。若外热已解，是无表证。但渴欲饮水，是邪热内攻。热邪与元气不两立，急当救里，故用白虎加人参以主之也。若表不解而妄用之，热去寒起，亡可立待矣。

服桂枝汤，大汗出后，大烦渴不解，脉洪大者，白虎加人参汤主之。

前条详证，此条详脉，互相发明。全注见桂枝篇。

伤寒无大热，口燥渴，心烦，背微恶寒者，白虎加人参汤主之。

伤寒六七日，无大热，其人躁烦者，为阳去入阴。此虽不躁而口渴心烦，阳邪入里明矣。无大热，指表言，见微热犹在；背微恶寒，见恶寒将罢。此虽为有表里证，而表邪已轻，里热已甚，急与白虎加人参汤，里和而表自解矣。

伤寒若吐、若下后，七八日不解，热结在里，表里俱热，时时恶风，大渴，舌上干燥而烦，欲饮水数升者，白虎加人参汤主之。

伤寒七八日，尚不解者，当汗不汗，反行吐下，是治之过也。吐则津液亡于上，下则津液亡于下。表虽不解，热已结于里矣。太阳主表，阳明主里，表里俱热，是两阳并病也。恶风为太阳表证未罢，然时时恶风，则有时不恶，表将解矣，与背微恶寒同。烦躁、舌干、大渴为阳明证，欲饮水数升，里热结而不散矣，急当救里以滋津液。里和表亦解，故不须两解之法。

阳明病，若渴欲饮水，口干舌燥者，白虎加人参汤主之。

白虎所治，皆阳明燥证，此事难知，揭为阳明主方，洵为有见。

三阳合病，腹满，身重，难以转侧，口不仁而面垢遗尿。发汗则谵语，下之则额上出汗、手足冷。若自汗出者，白虎汤主之。

此本阳明病而略兼太、少也。胃气不通，故腹满。阳明主肉，无气以动，故身重。难以转侧者，少阳行身之侧也。口者，胃之门户。胃病，则津液不能上行，故不仁。阳明病则颜黑，少阳病，面微有尘，阳气不荣于面，故垢。膀胱不约为遗溺，遗尿者，太阳本病也。虽三阳合病，而阳明证多，则当独取阳明矣。无表证，则不当汗，胃未实，则不当下。此阳明半表里证也。里热而非里实，故当用白虎而不当用承气耳。若妄汗则津竭而谵语，误下则亡阳而额汗出、手足厥也。此自汗出，为内热甚者言

113

耳，接遗尿句来。若自汗而无大烦大渴证，无洪大浮滑脉，当从虚治，不得妄用白虎。若额上汗出、手足冷者，见烦渴、谵语等证，与洪滑之脉，亦可行白虎汤。

三阳合病，脉浮大在关上，但欲睡眠，合目则汗。

上条言病状、治方，此条详病脉、探病情、究病机，必两条合参，而合病之大要始得。脉大为阳，关上，阳所治也，是为重阳矣。但欲睡眠，是阳入于阴矣。合目则卫气行阴而盗汗出，热淫于内矣。与上文自汗同，与少阴脉微细而但欲寐不同。

伤寒脉浮滑，此表有热、里有热，白虎汤主之。

此条论脉而不及证，因有白虎汤证，而推及其脉也。勿只据脉而不审其证。脉浮为阳，滑为阳，阳主热。《内经》云：缓而滑曰热中。是浮为在表，滑为在里也明矣。旧本作里有寒者误。此虽表里并言，而重在里热，所谓结热在里，表里俱热者是也。

伤寒脉滑而厥者，里有热也，白虎汤主之。

脉微而厥为寒厥，脉滑而厥为热厥。阳极似阴之证，全凭脉以辨之。然必烦渴引饮，能食而大便难，乃为之里有热。

白虎加人参汤

石膏一斤，碎，绵裹　知母六两　甘草一两　粳米六合　人参三两

上五味，以水一斗，煮米熟汤成，去滓，温服一升，日三服。

经曰火生苦。又曰：以苦燥之。又曰：味过于苦，脾气不濡，胃气乃厚。以是知苦从火化。火能生土，则土燥火炎，非苦寒之味所能治矣。经曰：甘先入脾。又曰：以甘泻之。又曰：饮入于胃，输精于脾，上归于肺，水精四布，五经并行。以是知

甘寒之品，乃泻胃火、生津液之上剂也。石膏大寒，寒能胜热，味甘归脾，质刚而主降，备中土生金之体，色白通肺，质重而含脂，具金能生水之用，故以为君。知母气寒主降，苦以泄肺火，辛以润肺燥，内肥白而外皮毛，肺金之象、生水之源也，故以为臣。甘草皮赤中黄，能土中泻火，为中宫舟楫，寒药得之缓其寒，用此为佐，沉降之性，亦得留连于脾胃之间矣。粳米稼穑作甘，气味温和，禀容平之德，为后天养命之资，得此为佐，阴寒之物，庶无伤脾损胃之虑也。煮汤入胃，输脾归肺，水精四布，大烦大渴可除矣。白虎为西方金神，用以名汤者，秋金得令，而炎暑自解，此四时之序也。更加人参，以补中益气而生津，协和甘草、粳米之补，承制石膏、知母之寒，泻火而土不伤，乃操万全之术者。

茵陈蒿汤证

阳明病，发热汗出，此为热越，不能发黄也；但头汗，身无汗，齐颈而还，腹满，小便不利，渴饮水浆，此为瘀热在里，身必发黄，茵陈蒿汤主之。

阳明多汗，此为里实表虚，反无汗，是表里俱实矣。表实则发黄，里实故腹满也。但头汗出，小便不利，与麻黄连翘证同。然彼属太阳，因误下而表邪未散，热虽里而未深，故口不渴、腹不满，仍当汗解。此属阳明未经汗下，而津液已亡，故腹满、小便不利、渴欲饮水，此瘀热在里，非汗吐所宜矣。身无汗，小便不利，不得用白虎；瘀热发黄，内无津液，不得用五苓。故制茵陈蒿汤，以佐栀豉、承气之所不及也。

但头汗，则身黄而面目不黄；若中风不得汗，则一身及面目悉黄。以此见发黄是津液所生病。

伤寒七八日，身黄如橘子色，小便不利，腹微满者，茵陈蒿汤主之。

伤寒七八日不解，阳气重可知矣。黄色鲜明者，汗在肌肉而不达也。小便不利，内无津液矣。腹微满，胃家已实矣。调和二便，此茵陈之职。

茵陈蒿汤

茵陈蒿六两　栀子十四枚　大黄一两

上三味，以水一斗，先煮茵陈，减六升，内二味，煮取三升，去滓，分温三服。小便当利，尿如皂角汁状，色正赤，一宿腹减，黄从小便去也。

茵陈，禀北方之色，经冬不凋，受霜承雪，故能除热邪留结。率栀子以通水源，大黄以调胃实，令一身内外之瘀热，悉从小便而出，腹满自减，而津液无伤。此茵陈汤为阳明利水之妙剂也。

伤寒发汗已，身目为黄。所以然者，以寒湿在里不解故也。不可下也，于寒湿中求之。

发黄，有因于瘀热者，亦有因于寒邪者，有因于燥令者，亦有因于湿化者。则寒湿在里，与瘀热在里不同证，是非汗、下、清三法所可治矣。伤寒固当发汗，发汗已而身目反黄者，非热不得越，是发汗不如法，热解而寒湿不解也。太阴之上，湿气主之，则身目黄而面不黄，以此知系在太阴，而非阳明病矣。当温中散寒而除湿，于真武、五苓辈求之。

承气汤证

伤寒不大便六七日，不恶寒、反恶热，头痛身热者，与承气汤。

受病后，便不大便，胃家实可知。至六七日而头痛身热不解，足见阳气之重，其不恶寒反恶热更可知矣。此太阳阳明合病，已合阳数之期而不愈者，当责不大便之病为在里，不必拘头痛身热之表为未解也。所谓阳盛阴虚，汗之则死，下之则愈，可不知要害乎？

病人烦热，汗出则解，又如疟状。日晡所发热者，属阳明也。脉实者宜下之，与承气汤。

烦热自汗，似桂枝证，寒热如疟，似柴胡证。然日晡潮热，断属阳明。而脉已沉实，确为可下，是承气主证主脉也。当与不大便六七日，互相发明。

太阳病三日，发汗不解，头不痛，项不强，不恶寒，反恶热，蒸蒸发热者，属胃也，调胃承气汤主之。

病经三日，已经发汗，阳气得泄，热势当解，而内热反炽，蒸蒸外发，与中风翕翕发热不同。必其人胃家素实，因发汗亡津液，而转属阳明也。三日正阳明发热之期，脉大之日。此太阳证已罢，虽热未解，而头不痛、项不强、不恶寒、反恶热，可知，热已入胃，便和其胃，调胃之名以此。

首条论头痛不足凭，次条言寒热不足据，此条言日数不可拘，全是示人活法，要在不大便、发热蒸蒸、其脉实、不恶寒、反恶热，诸证上讲求。

发汗后恶寒者，虚故也，不恶寒反恶热者，实也。当和胃气，与调胃承气汤。

虚、实，俱指胃言。汗后，正气夺则胃虚，故用附子、芍药，邪气盛则胃实，故用大黄、芒硝。皆用甘草，是和胃之意。此见调胃承气，是和剂而非下剂也。

若胃气不和谵语者，少与调胃承气汤。

承者，顺也。顺之则和矣。少与者，即调之之法。

伤寒吐后，腹胀满者，与调胃承气汤。

妄吐而亡津液，以致胃实而腹胀也，吐后，上焦虚可知。腹虽胀满，病在胃而不在胸，当和胃气，而枳、朴非其任矣。

阳明病，不吐不下心烦者，可与调胃承气汤。

言阳明病，则身热、汗出、不恶寒、反恶热矣。若吐下后而烦为虚邪，宜栀子豉汤。未经吐下而烦，是胃火乘心，从前来者为实邪也，调其胃而心自和。此实则泻子之法。

太阳病，过经十余日，心下温温欲吐，而胸中痛，大便反溏，腹微满，郁郁微烦，先此时，极吐下者，与调胃承气汤。

过经不解，十余日，病不在太阳矣。仍曰太阳病者，以此为太阳之坏病也。心中不烦而心下温，腹中不痛而胸中痛，是上焦因极吐而伤矣。心下者，胃口也。心下温，温时即欲吐，胃口有遗热矣。腹微满而郁，郁时便微烦，是胃家尚未虚，胃中有燥屎矣。大便当硬而反溏，是下焦因极下而伤也。欲吐而不得吐，当利而不利，总因胃气不和而然，大肠溏而胃中仍实也。少与调胃承气汤，微和之，三焦俱和矣。

伤寒十三日不解，过经谵语者，以有热故也，当以汤下之。若小便利者，大便当硬，而反下利、脉调和者，知医以丸药下之，非其治也。若自下利者，脉当微，今反和者，此为内实也，调胃承气汤主之。

经者，常也，过经，是失其常度，非经络之经也。发于阳者七日愈，七日以上自愈者，以行其经尽故也。七日不愈，是不合阴阳之数，便谓之过经，非十三日不解为过经也。凡表解而不了了者，十二日愈。此十三日而尚身热不解，便见其人之阳有余。过经而谵语，足征其人之胃家实。此内外有热，是阳盛阴虚也。当以承气汤下之。而医以丸药下之，是因其病久，不欲速下，恐伤胃气之意，而实非伤寒过经之治法矣。下之不利，今反下利，疑为胃虚。而身热谵语未除，非虚也。凡下利者，小便当不利；小便利者，大便当硬。今小便利而反下利，疑为胃虚，恐热为协热，而语为郑声也。当以脉别之，诸微亡阳，若胃虚而下利者，脉当微。今调和而不微，是脉有胃气，胃实可知也。是丸药之沉迟，利在下焦，故胃实而肠虚，今调其胃，胃和则利自止矣。

上条大便反溏，此条反下利，又从假不足处，得其真实。

上论调胃承气证

太阳病，若吐、若下、若发汗，微烦，小便数，大便因硬者，小承气汤和之愈。

此亦太阳之坏病，转属阳明者也。微烦、小便数，大便尚不当硬，因于妄治，亡津液而硬也。用小承气和之，润其燥耳。此见小承气是和剂，不是下剂。

得病二三日，脉弱，无太阳柴胡证，烦躁，心下硬。至四五日，虽能食，以小承气汤，少少与，微和之，令小安。至六日，与承气汤一升。若不大便六七日，小便少者，虽不能食，但初头硬，后必溏，未定成硬，攻之必溏。须小便利，屎定硬，乃可攻之，宜大承气汤。

得病二三日，尚在三阳之界。其脉弱，恐为无阳之征矣。无太阳之桂枝证，无少阳之柴胡证，则病不在表。而烦躁、心下硬，是阳邪入阴，病在阳明之里矣。辨阳明之虚实，在能食不能食。若病至四五日，尚能食，则胃中无寒，而便硬可知。少与小承气，微和其胃，令烦躁小安。不竟除之者，以其人脉弱，恐大便之易动故也。犹太阴脉弱，当行大黄、芍药者，减之之意。至六日，复与小承气一升。至七日，仍不大便，胃家实可知。欲知大便之燥硬，既审其能食不能食，又当问其小便之利不利。初能食者，必大便硬，后不能食，是有燥屎。小便少者，恐津液还入胃中，故虽不能食，初头硬，后必溏。小便利者，胃必实，屎定

119

硬，乃可攻之。所以然者，脉弱是太阳中风。能食是阳明中风。非七日后不敢下者，以此为风也。须下之，过经乃可下之，下之若早，语言必乱，正此谓也。

阳明病，脉迟，微汗出，不恶寒者，其身必重，短气，腹满而喘。有潮热者，此外欲解，可攻里也。手足濈然而汗出者，此大便已硬也，大承气汤主之。若汗多，微发热恶寒者，外未解也。其热不潮，未可与承气汤。若腹大满不通者，可与小承气汤，微和胃气，勿令大泄下。

脉迟，尚未可攻者，恐为无阳，恐为在藏。故必表证悉罢，里证毕具，才为可下。若汗虽多而微恶寒，是表证仍在，此本于中风。故虽大满不通者，只可微和胃气，令小安，勿使大泄，过经乃可下耳。胃实诸证，以手足汗出为可据，而潮热尤为亲切。以四肢为诸阳之本，而日晡潮热，为阳明主时也。

阳明病，潮热，大便硬者，可与大承气汤，不硬者不可与之。若不大便六七日，恐有燥屎。欲知之法，少与小承气汤，汤入腹中，转矢气者，此有燥屎，乃可攻之。若不转矢气者，此但初头硬，后必溏，不可攻之。攻之必胀满，不能食也，欲饮水者，与水则哕。其后发热者，必大便腹硬而少也。以小承气汤和之，不转矢气者，慎不可攻也。

此必因脉之迟弱，即潮热尚不足据，又立试法。如胃无燥屎而攻之，胃家虚胀，故不能食。虽复潮热、便硬而少者，以妄攻后，不能食故也。要知不转矢气者，即渴欲饮水，尚不可与，况攻下乎？以小承气为和，即以小承气为试。仍与小承气为和，总是慎用大承气耳。

阳明病，谵语发潮热，脉滑而疾者，小承气汤主之。因与承气汤一升，腹中转矢气者，更服一升，若不转矢气者，勿更与之。明日不大便，脉反微涩者，里虚也，为难治，不可更与承气汤也。

脉滑而疾者，有宿食也。谵语潮热，下证具矣。与小承气试之，不转矢气，宜为易动。至明日而仍不大便，宜胃家实矣。而脉反微涩，微则无阳，涩则少血，此为里虚，故阳证反见阴脉也。然胃家未实，阴脉尚多，故脉迟脉弱者，始可和而久可下。阳脉而变为阴脉者，不惟不可下，更不可和。脉滑者生，脉涩者死，故为难治。然滑有不同，又当详辨。夫脉弱以滑，是有胃气。此脉来滑疾，是失其常度，重阳必阴，仲景早有成见，故少与小承气试之。若据谵语潮热，而与大承气，阴盛已亡矣。此脉证之假有余，小试之，而即见出真不足。凭脉辨证，可不惧哉！宜蜜煎导而通之。虚甚者，与四逆汤，阴得阳则解矣。

伤寒，若吐，若下后，不解，不大便，五六日上至十余日，日晡所发潮热，不恶寒，独语如见鬼状。若剧者，发则不识人，循衣摸床，惕而不安，微喘，直视，脉弦者生，涩者死。微者，但发热，谵语者，大承气汤主之，若一服利，止后服。

坏病有微、剧之分。微者是邪气实，当以下解。若一服利，止后服，只攻其实，无乘其虚也。剧者，邪正交争，当以脉中断其虚实。弦者是邪气实，犹不失为下证，故生；涩者是正气虚，不可更下，故死。如见鬼状，释独语二字，见与郑声谵语不同。潮热、不恶寒，不大便，皆是可下证。目直视，不识人，循衣摸床等证，是日晡发热时事，发时见出，止时自安，故勿竟断为死证。还将脉推，凡谵语脉短者死。涩者，短也，短则气病；弦者，长也，长则气治。凡直视、谵语、喘满者死。此微喘而不满，只是气之不承，非气之不治耳。

阳明病，其人多汗，以津液外出，胃中燥，大便必硬，硬则谵语，小承气汤主之。若一服谵语止，更莫复服。

阳明主津液所生病，故阳明病，法多汗。而多汗是胃燥之因，便硬是谵语之根。一服，谵语即止，大便虽未利，而胃濡可知矣。

下利谵语者，有燥屎也，宜小承气汤。

下利，是大肠虚，谵语是胃家实。胃实肠虚，只宜大黄以濡胃，无庸芒硝以润肠矣。

同是燥屎谵语，而与汗出潮热者不同。

汗出谵语者，以有燥屎在胃中。此为风也，须下者。过经乃可下之，下之若早，语言必乱，以表虚里实故也。下之则愈，宜大承气汤。

首二句，是冒头，末二句，是总语。言汗出必亡津，谵语因胃实，则汗出谵语者，胃中有燥屎可知，宜大承气下之无疑矣。然汗出谵语有二义，有阳明本病，多汗亡津而谵语者，有中风汗出，早下而谵语者。如脉滑曰风，其谵语潮热，须下者，与小承气汤，不转矢气者，勿更与之。如能食曰风，其烦躁，心下硬，须下者，少与小承气微和之，令小安。非七日后，屎定硬，不敢遽下者，何也？以此为风也。七日来，具行经已尽，阳邪入阴，是为过经，乃可下之。若不知此义，而早下者，表以早下而虚热不解，里以早下而胃家反实。如十三日不解，过经下利而谵语，与下后不解，至十余日不大便、日晡潮热、独语，如见鬼状者是也。

阳明病，谵语，有潮热，反不能食者，胃中必有燥屎五六枚也，宜大承气汤下之。若能食者，但硬耳。

初能食，反不能食，是胃实可知。若能食而大便硬，是肠实而胃未实，恐本于中风，未可下耳。谵语、潮热、屎有燥硬之辨。

阳明病，下之，心中懊侬而烦，胃中有燥屎者，可攻。宜大承气汤。腹微满，初头鞕，后必溏，不可攻之。

下后，心中懊侬而烦，栀子豉证。若腹大满不通，是胃中燥屎上攻所致也。若微满，犹是栀子厚朴汤证。

病人不大便五六日，绕脐痛，烦躁，发作有时者，此有燥屎故也。

发作有时，是日晡潮热之时。二肠附脐，故绕痛，痛则不通矣。

病人小便不利，大便乍难乍易，时有微热，喘冒不能卧者，有燥屎也，宜大承气汤。

小便不利，故大便有乍易时。津液不得还入胃中，故喘冒不得卧。时有微热，即是潮热。

大下后，六七日不大便，烦不解，腹满痛者，此有燥屎也。所以然者，本有宿食故也，宜大承气汤。

未病时，本有宿食，故虽大下之后，仍能大实，痛随利减可知。

脉滑而数者，有宿食也，当下之，宜大承气汤。

数为在府，故滑为有食。数以至数言，是本来面目。疾以体状言，在谵语潮热时见，故为失度。

腹满不减，减不足言，当下之，宜大承气汤。

不减，腹满如故也，不足言，只减一二分也。若下后无变证，则非妄下，是下之未尽故耳。

二阳并病，太阳证罢，但发潮热，手足漐漐汗出，大便难而谵语者，下之则愈，宜大承气汤。

太阳证罢，是全属阳明矣。先揭二阳并病者，见太阳未罢时，便有可下之机也。今太阳一罢，则种种皆可下之证矣。

发汗不解，腹满痛者，急下之，宜大承气汤。

表虽不解，邪甚于里，急当救里，里和而表自解矣。

阳明病，发热汗多者，急下之，宜大承气汤。

前条，若汗多，微发热恶寒者，外未解也，其热不潮，未可与承气，总为脉迟者言耳。若脉洪大而不恶寒，则蒸蒸发热，汗多亡阳者，当急下以存津液，勿得以潮热为拘矣。

伤寒六七日，目中不了了，睛不和，无表里证，大便难，身微热者，此为实也，急下之，宜大承气汤。

伤寒七日不愈，阳邪入阴矣。目不了了，目睛不和，何以故？身微热，是表证已罢，不烦躁，是里证未见，无表里证矣。惟不大便，此为内实也，斯必浊邪上升，邪害空窍，所谓阳气者闭塞，地气者冒明也。急下之，浊阴出下窍，则清阳走上窍矣。

少阴病，得之二三日，不大便，口燥咽干者，急下之，宜大承气汤。

热淫于内，肾水枯涸，因转属阳明，胃火上炎，故口燥咽干也。急下之，火归于坎，津液自升矣。此条必有不大便证，若非本有宿食，何得二三日中，便当急下？

少阴病，自利清水，色纯青，心下必痛，口燥舌干者，急下之，宜大承气汤。

自利而渴者，属少阴。今自利清水，疑其为寒矣，而利清水时，必心下痛，必口燥舌干，是土燥火炎，脾气不濡，胃气反厚，水去而谷不去，故纯青也。虽曰通因通用，仍是通因塞用。

少阴病，六七日，腹胀，不大便者，急下之，宜大承气汤。

六七日，当解不解，因转属阳明，是藏气实而不能入，则还之于府也。急攻之，所谓已入于府者，可下而已。

三阳惟少阳无承气证。三阴惟少阴有承气证。盖少阳为阳枢，阳稍虚，邪便入于阴，故不得妄下以虚其阳。少阴为阴枢，阳有余，邪便伤其阴，故当急下以存其阴。其少阳属木，邪在少阳，惟畏其剋土，故无下证。少阴主水，邪在少阴，更畏有土制，故当急下。盖真阴不可虚，阳强不可纵也。

调胃承气汤

大黄三两　甘草二两炙　芒硝半斤

上三味，㕮咀，以水三升，煮取一升，去滓，内芒硝，更上火微煮，令沸，少少温服。

亢则害，承乃制，承气所由名也。不用枳、朴，而任甘草，是调胃之义。胃调则诸气皆顺，故亦得以承气名之。此方崇为燥屎而设，故芒硝分两多于大承气。前辈见条中无燥屎字，便云未燥坚者用之，是未审之耳。

大承气汤

大黄四两　酒洗　厚朴半斤　枳实五枚，炙　芒硝三钱

上四味，以水一斗，先煮二物取五升，去滓，内大黄，煮取二升，去滓，内芒硝，再上火微一两沸，分温再服。得下，余勿服。

小承气汤

大黄四两　厚朴二两，去皮　枳实三枚

以上三味，以水四升，煮取一升二合，去滓，分温三服。初服汤，当大便，不尔者，尽饮之。若得大便，勿服。

诸病皆因于气，秽物之不去，由于气之不顺也。故攻积之剂，必用气分之药，因以承气名汤，方分大小，有二义焉：厚朴倍大黄，是气药为君，名大承气，味多性猛，制大其服，欲令大泄下也。大黄倍厚朴，是气药为臣，名小承气，味少性缓，制小其服，欲微和胃气也。煎法更有妙义。大承气用水一斗，先煮枳

朴取五升，去滓，内大黄，再煮取二升，复去滓，内芒硝，何哉？盖生者气锐而先行，熟者气纯而和缓，仲景欲使芒硝先化燥屎，大黄继通地道，而后枳、朴除其痞满故耳。若小承气，则三物同煎，不分次第，只服四合，但求地道之通，不故用芒硝之峻，而且远于大黄之锐矣，故称为微和之剂。

少阳脉证

少阳之为病，口苦、咽干、目眩也。

太阳主表，头项强痛为提纲。阳明主里，胃家实为提纲。少阳居半表半里之位，仲景特揭口苦、咽干、目眩为提纲，奇而至当矣。盖口、咽、目三者，不可谓之表，又不可谓之里，是表之入里、里之出表处，所谓半表半里也。三者，能开能阖，开之可见，阖之不见，恰合枢机之象，故两耳为少阳经络出入之地。而不与焉。苦、干、眩者，皆相火上走空窍而为病也。此病自内之外，人所不知，惟病人独知之，诊家所以不可无问法。

三证为少阳一经病机，兼风寒杂病而言。但见一证即是，不必悉具。

伤寒，脉弦细头痛发热者，属少阳。少阳不可发汗，发汗则谵语。此属胃，胃和则愈，胃不和，则烦而躁。

少阳初受寒邪，病全在表，故头痛发热，与太阳同，与五六日而往来寒热之半表不同也。弦为春脉，细则少阳初出之象也。但见头痛发热，而不见太阳脉证，则弦细之脉，断属少阳，而不可作太阳治之矣。少阳少血，虽有表证，不可发汗。发汗则津液越出，相火就燥，必胃实而谵语，当与柴胡以和之。上焦得通，津液得下，胃气因和。若更加烦躁，则为承气证矣。

少阳中风，两耳无所闻，目赤，胸中满而烦者，不可吐、下，吐、下则悸而惊。

少阳经络，萦于头目，循于胸中，为风木之藏，主相火。风中其经，则风动火炎，是以耳聋、目赤，胸满而烦也。耳目为表之里，胸中为里之表，当用小柴胡双解法。或谓热在上焦，因而越之，误吐者有矣；或谓釜底抽薪，因而夺之，误下者有矣；或谓火郁宜发，因而误汗者有矣。少阳主胆，胆无出入，妄行吐、下，津液重亡。胆虚则心亦虚，所生者受病，故悸也；胆虚则肝亦虚，府病及藏，故惊也。上条，汗后而烦，因于胃实；此未汗而烦，虚风所为。上条，烦而躁，病从胃来；此悸而惊，病迫心胆。上条言不可发汗，此言不可吐、下，互相发明，非谓中风可汗，而伤寒可吐、下也。此虽不言脉，当知弦而浮矣。不明少阳经脉，则不识少阳之中风；不辨少阳脉状，不识少阳之伤寒。

伤寒三日，少阳脉小者，欲已也。

阳明受病，当二三日发；少阳受病，当三四日发。若三日脉大，则属阳明；三日弦细，则属少阳。小即细也，若脉小而无头痛发热等证，是少阳不受邪。此即伤寒三日，少阳证不见为不传之谓。

少阳病，欲解时，从寅至辰上。

寅、卯主木，少阳始生，即少阳主时也。主气旺，则邪自解矣。辰上者，卯之尽，辰之始也。

太阳与少阳并病，脉弦，头项强痛，或眩冒，时如结胸，心下痞硬者，当刺大椎第一间、肺俞、肝俞。慎不可发汗，发汗则谵语。若谵语不止，当刺期门。

脉弦属少阳，头项强痛属太阳。眩冒、结胸、心下痞，则两阳皆有之证也。两阳并病，阳气重可知。然是经脉之为眚，汗吐下之法，非少阳所宜。若不明刺法，不足以言巧矣。督主诸阳，刺大椎以泄阳气。肺主气，肝主血，肺、肝二俞，皆系太阳经。调其气血，则头项强痛可除，脉之弦者可和，眩冒可清，结胸、痞硬等证，可不至耳。若发汗，是犯少阳，胆液虚，必转属胃而谵语。此谵语虽因胃实。而两阳之证未罢，亦非下法可施也。土欲实，木当平之，必肝气清而水土治，故刺期门，而三阳自和。

太阳少阳并病，心下硬，头项强而眩者，当刺大椎、肺俞、肝俞，慎勿下之。

太阳少阳并病，而反下之，成结胸，心下硬，下利不止，水浆不下，其人心烦。

并病无结胸证，但阳气怫郁于内，时时若结胸状耳，并病在阳而反下之，如结胸者，成真结胸矣。结胸法当下。今下利不止，水浆不入，是阳明之阖病于下，太阳之开病于上，少阳之枢机无主。其人心烦，是结胸证具，烦躁者死矣。

柴胡汤证

伤寒五六日，中风，往来寒热，胸胁苦满，默默不欲饮食，心烦喜呕，或胸中烦而不呕，或渴，或腹中痛，或胁下痞硬，或心下悸、小便不利，或不渴、身有微热，或咳者，小柴胡汤主之。

此非言伤寒五六日而更中风也。言往来寒热有三义：少阳自受寒邪，阳气衰少，既不能退寒，又不能发热，至五六日，郁热内发，始得与寒气相争，而往来寒热，一也；若太阳受寒，过五六日，阳气始衰，余邪未尽，转属少阳，此往来寒热之二也；风为阳邪，少阳为风藏，一中于风便往来寒热，不必五六日而始见，三也。少阳脉循胸胁，邪入其经，故苦满；胆气不舒，故默默；木邪犯土，故不欲饮食；相火内炽，故心烦；邪正相争，故喜呕也。盖少阳为枢，不全主表，不全主里，故六证皆在表里之间。仲景本意重半里，而柴胡所主又在半表，故少阳证必见半表病情，乃得从柴胡加减。如悉入在里，则柴胡非其任矣。故小柴胡称和解表里之主方。

寒热往来，病情见于外；苦喜不欲，病情得于内。看喜、苦、欲等字，非真呕、真满、不能饮食也。看往来之字，即见有不寒热时。寒热往来，胸胁苦满，是无形之半表；心烦喜呕，默默不欲饮食，是无形之半里。或然七证，皆偏于里，惟微热为在表；皆属无形，惟心下悸为有形；皆风寒通证，惟胁下痞硬属少阳。总是气分为病，非有实可据，故皆从半表半里之治法。

血弱气虚，腠理开，邪气因入，与正气相搏，结于胁下。正邪分争，往来寒热，休作有时。默默不欲饮食，脏腑相连，其痛必下，邪高痛下，故使呕也。

此仲景自注柴胡证。首五句，释胸胁苦满之因。正邪三句，释往来寒热之义。此下多有阙文，故文理不联属耳。

小柴胡汤

柴胡半斤　半夏半升　人参　甘草　黄芩　生姜各三两大枣十二枚

上七味，以水一斗二升，煮取六升，去滓，再煎取三升，温服一升，日三服。

若胸中烦而不呕者，去半夏、人参，如瓜蒌实一枚。若渴者，去半夏，加人参，合前成四两半，加瓜蒌根四两。若腹中痛者，去黄芩，加芍药三两。若胁下痞硬，去大枣，加牡蛎四两。若心下悸，小便不利者，去黄芩，加茯苓四两。若不渴、外有微热者，去人参，加桂枝三两，温覆，取微汗愈。若咳者，去人参、大枣、生姜，加五味子半升、干姜二两。

柴胡感一阳之气而生，故能直入少阳，引清气上升而行春令，为治寒热往来之第一品药。少阳表邪不解者，所必需也。

半夏感一阴之气而生，故能开结气、降逆气、除痰饮，为呕家第一品药。若不呕而胸烦口渴者去之，以其散水气故耳。

黄芩外坚内空，故能内除烦热，利胸膈逆气。腹中痛者，是少阳相火为患，以其苦从火化，故易芍药之酸以泻之。心下悸，小便不利者，以苦能补肾，故易茯苓之淡以渗之。

人参、甘草，补中益气，生姜、大枣调和营卫，使正胜则邪却，内邪不得留，外邪勿复入也。

仲景于表证不用人参，此因有半里之无形证，故用之以扶元气，使内和而外邪勿得入也。身有微热是表全未解，不可补中；心烦与咳，是逆气有余，不可益气，故去之。如太阳汗后身痛，而脉沉迟，下后协热利而心下硬，是太阳之半表里证也。表虽不解，因汗、下后，责重在里，故参、桂兼用。

先辈论此汤，转旋在柴、芩二味，以柴胡清表热、黄芩清里热也。卢氏以柴胡、半夏得二至之气而生，为半表半里之主治，俱似有理。然本方七味中，半夏、黄芩，俱在可去之例，惟不去柴胡、甘草。当知寒热往来，全赖柴胡解外、甘草和中耳。故大柴胡，去甘草，使另名汤，不入加减法。

伤寒中风，有柴胡证，但见一证便是，不必悉具。

柴胡为枢机之剂，凡风寒不全在表，未全入里者，皆主之。证不必悉具，故方亦无定品。

呕而发热者，小柴胡汤主之。

伤寒则呕逆，中风则干呕。凡伤寒中风，无麻黄、桂枝证。但见喜呕一证，则发热时，便可用柴胡汤，不必寒热往来而始用也。发热而呕，则人参当去，而桂枝非所宜加矣。其目赤、耳聋、胸满而烦者，用柴胡，去参、夏，加瓜蒌实之法，脉弦细而头痛发热者，从柴胡去参加桂之法可知。

伤寒五六日，头汗出，微恶寒，手足冷，心下满，口不欲食，大便硬，脉沉细者，此为阳微结，必有表，复有里也。脉沉，亦在里也。汗出为阳微结。假令纯阴结，不得复有外证，悉入在里矣。此为半在里，半在表也。脉虽沉细不得为少阴病。所以然者，阴不得有汗，今头汗出，故知非少阴也，可与小柴胡汤。设不了了者，得屎而解。

眉批：紧，僭改细。

大便硬，谓之结。脉浮数、能食，曰阳结；沉迟、不能食，曰阴结。此条俱是少阴脉证，五六日，又少阴发病之期。若谓阴不得有汗，则少阴亡阳，脉紧汗出者有矣。然亡阳与阴结有别，亡阳，咽痛吐利，阴结，不能食而大便反硬也。亡阳与阳结亦有别，三阴脉不至头，其汗在身；三阳脉盛于头，阳结则汗在头也。邪在阳明，阳盛，故能食，此谓纯阳结；邪在少阳，阳气微，故不欲食，此谓阳微结，宜属之小柴胡矣。然欲与柴胡汤，必究其病在半表。而微恶寒，亦可属少阴；但头汗，始可属之少阳。欲反复讲明头汗之义，可与小柴胡而勿疑也。上焦得通，则心下不满而欲食；津液得下，则大便自软而得便矣。此为少阴、少阳之疑似证。

上论小柴胡主证

伤寒四五日，身热恶风，头项强，胁下满，手足温而渴者，小柴胡汤主之。

身热恶风，头项强，桂枝证未罢也。胁下满，已见柴胡一证，便当用小柴胡去参、夏，加桂枝、瓜蒌以两解之矣。不任桂枝而主柴胡者，从枢故也。

阳明病，发潮热，大便溏，小便自可，胸胁满者，小柴胡汤主之。

潮热已属阳明，然大便溏而小便自可，未能胃实。见胸胁苦满，便用小柴胡和之，热邪从少阳而解，不复入阳明矣。上条，经四五日，是太阳少阳并病，此是阳明少阳合病。若谓阳明传入少阳，则谬矣。

阳明病，胁下硬满，不大便而呕，舌上白苔者，可与小柴胡汤。上焦得通，津液得下，胃气因和，身濈然而汗出解也。

不大便属阳明，然胁下硬满而呕，尚在少阳部分。舌上白苔者，痰饮溢于上焦之征也。与小柴胡汤，则痰饮化为津液而燥土和，上焦仍得汗出而充身泽毛矣。

伤寒呕多，虽有阳明证，不可攻之。

呕者，水气在上焦，上焦得通，津液得下，胃气因和矣。

服柴胡汤已，渴者，属阳明也，以法治之。

柴胡汤，有芩、参、甘、枣，皆生津之品。服之反渴者，必胃家已实，津液不足以和胃也，当行白虎、承气等法。仍用柴胡加减，非其治矣。此少阳将转属阳明之证。

上论两经合并证

妇人中风，七八日，续得寒热，发作有时，经水适断者，此为热入血室，其血必结，故使如疟状，发作有时，小柴胡汤主之。

中风至七八日，寒热已过，复得寒热，发作有期，与前此往来寒热无定期者不侔矣，此不在气分而在血分可知也。凡诊妇人，必问月事，经水适断于寒热时，是不当止而止，非月事毕也。必其月事下而血室虚，热气乘虚而入，其余血之未下者，干结于内，故适断耳。用小柴胡和之，使结血散，则寒热自除矣。余义详阳明篇。

上论热入血室

伤寒六七日，发热，微恶寒，肢节烦疼，微呕，心下支结，外证未去者，柴胡桂枝汤主之。

伤寒至六七日，正寒热当退之时，反见发热恶寒诸表证，更兼心下支结诸里证，此表里不解矣。然恶寒微，则发热亦微。但肢节烦疼，则一身骨节不烦疼可知。肢如木之支，即微结之谓也。表证微，故取桂枝之半；内证微，故取柴胡之半。此因内外俱虚，故制此轻剂以和解之也。

上论柴胡桂枝各半证

柴胡桂枝汤

柴胡四两　黄芩　人参　生姜　芍药　桂枝各一两半甘草一两半夏三合半　大枣六枚

上九味，以水七升，煮取三升，去滓，温服一升。

桂、芍、甘草，得桂枝之半；柴、参、芩、夏，得柴胡之半；姜、枣得二方之半，是二方合半，非各半也，与麻黄桂枝合半汤又不同。

伤寒，阳脉涩，阴脉弦，法当腹中急痛，先用小建中汤。不瘥者，小柴胡汤主之。

前条偏于半表，此条偏于半里。注详建中汤证中下。

本太阳病不解，转入少阳者，胁下硬满，干呕、不能食，往来寒热，尚未吐、下，脉弦细者，与小柴胡汤。若已吐、下、发汗、温针、谵语，柴胡证罢者，此为坏病。知犯何逆，以法治之。

少阳为枢，太阳外证不解，风寒从枢而入少阳矣。若见胁下硬满、干呕、不能食、往来寒热之一，便是柴胡证未罢，即犯吐、下、发汗、温针等误，尚可用柴胡治之。若误治后，不见半表半里证，而发谵语，是将转属阳明，而不转属少阳可知矣。柴胡汤不中与之，亦不得以谵语即为胃家实也。知犯何逆，治病必求于本耳，与桂枝不中与同义。此亦太阳坏病，而非少阳坏病也。

凡柴胡汤病，而反下之，若柴胡证不罢者，复与柴胡汤，必蒸蒸而振，却发热汗出而解。

此与下后复用桂枝同局。因其人不虚，故不为坏病。

伤寒五六日，呕而发热者，柴胡汤证具，而以他药下之。若心下满而硬痛者，此为结胸也，大陷胸汤主之。但满而不痛者为痞，柴胡不中与之，宜半夏泻心汤。

注详泻心汤证中。此为柴胡坏证，故不中与之。

得病六七日，脉迟浮弱，恶风寒，手足温，医二三下之，不能食，而胁下满痛，面目及身黄，颈项强，小便难者，与柴胡汤，后必下重。本渴，而饮水呕、食谷哕者，柴胡不中与也。

浮弱为桂枝脉，恶风寒为桂枝证，然手足温而无身热矣。脉迟为寒，为无阳，为在藏，是表里虚寒也。法当温中散寒，而反二三下之，胃阳丧亡，不能食矣。食谷则哕矣，饮水则呕矣。虚阳外走，故一身面目悉黄；肺气不化，故小便难而渴；营血不足，故颈项强；少阳之枢机无主，故胁下满痛。此太阳中风误下之坏病，非柴胡证矣。柴胡证不欲食，非不能食；小便不利，不是小便难；胁下痞硬，不是满痛；或渴，不是不能饮水；喜呕，不是饮水而呕。与小柴胡汤，后必下利者，虽有参、甘，不禁柴、芩、瓜蒌之寒也。此条亦是柴胡疑似证，而非柴胡坏证也。前条似少阴而实是少阳，此条似少阳而实是太阳坏病，得一证相似处，大宜着眼。

伤寒五六日，已发汗而复下之，胸胁满，微结，小便不利，渴而不呕，但头汗出，往来寒热，心烦者，此为未解也，柴胡桂枝干姜汤主之。初服微烦，复服汗出便愈。

汗、下后，而柴胡证仍在者，仍用柴胡汤加减。此因增微结一证，故变其方名耳。此微结与阳微结不同。阳微结，对纯阴结而言，是指大便硬，其病在胃。此微结，对大结胸而言，是指心下痞，其病在胸胁，与心下痞硬、心下支结同义。

柴胡桂枝干姜汤

柴胡半斤　黄芩　桂枝各三两　瓜蒌根四两　干姜　牡蛎　甘草各二两

上七味，煎服同前法。

此方全是柴胡加减法。心烦不呕而渴，故去参、夏，加瓜蒌根；胸胁满而微结，故去枣加蛎；小便虽不利而心下不悸，故不去黄芩不加茯苓；虽渴而表未解，故不用参而加桂；以干姜易生姜，散胸胁之满结也。初服烦即微者，黄芩、瓜蒌之效；继服汗出周身而愈者，姜、桂之功也。小柴胡加减之妙，若无定法，而实有定局矣。

伤寒八九日，下之，胸满，烦惊，小便不利，谵语，一身尽重，不可转侧者，柴胡加龙骨牡蛎汤主之。

妄下后，热邪内攻，烦惊谵语者，君主不明，而神明内乱也。小便不利者，火盛而水亏也；一身尽重者，阳内而阴反外也；难以转侧者，少阳之枢机不利也。此下多亡阴，与火逆亡阳不同。

柴胡加龙骨牡蛎汤

柴胡四两　黄芩　人参　生姜　茯苓　铅丹　桂枝　龙骨　牡蛎各一两半　大黄二两　半夏二合　大枣六枚

上十二味，水八升，煮取四升，内大黄，更煮一二沸，去滓，温服一升。

此方取柴胡汤之半，以除胸满心烦之半里。加铅丹、龙、

135

蛎，以镇惊，茯苓以利小便，大黄以止谵语。桂枝者，甘草之误也。身无热，无表证，不得用桂枝。去甘草，则不成和剂矣。心烦谵语而不去人参者，以惊故也。

伤寒十三日，下之，胸胁满而呕，日晡所发潮热，已而微利，此本柴胡证，下之而不得利，今反利者，知医以丸药下之，非其治也。潮热者，实也，先宜小柴胡以解外，后以柴胡加芒硝汤下之。

十三日下，当有下之二字。

日晡潮热，已属阳明，而微利可疑。利既不因于下药，潮热呕满，又不因利而除，故知误不在下，而在丸药矣。丸药发作既迟，又不能荡涤肠胃，以此知日晡潮热，原因胃实而发也。此少阳阳明并病，先服小柴胡二升，以解少阳之表，其一升加芒硝，以除阳明之里。不加大黄者，以地道原通，不用大柴胡者，以中气已虚也。仲景原无柴胡加芒硝方，后人附会，取小柴胡方三分之一，加芒硝二两，更有加大黄、桑螵蛸者，大背仲景法矣。

太阳病，过经十余日，心下温，温欲吐，而胸中痛，大便反溏，腹微满，郁郁微烦，先其时极吐下者，与调胃承气汤；若不尔者，不可与。但欲呕，胸中痛，微溏者，此非柴胡证。以呕，故知极吐下也。

太阳居三阳之表，其病过经不解，不转属阳明，则转属少阳矣。心烦喜呕，为柴胡证。然柴胡证，或胸中烦而不痛，或大便微结而不溏，或腹中痛而不满。此则胸中痛，大便溏，腹微满，皆不是柴胡证。但以欲呕一证似柴胡，更当以欲呕之故深究之矣。夫伤寒中风，有柴胡证者，有半表证也，故呕而发热者主之。此病既不关少阳寒热往来、胁下痞硬之半表，是太阳过经而来，一切皆属里证，必十余日前，吐下两误之坏病也。胸中痛者，必极吐可知；腹微满，便微溏，必误下可知。是太阳转属阳明，而不属少阳矣。今胃气难伤，而余邪未尽，故与调胃承气汤和之。不用枳、朴者，以胸中痛、上焦伤，即呕多虽有阳明证，不可攻之谓也。若未经吐下，是病在气分而不在胃，则呕不止而郁郁微烦者，当属之大柴胡矣。

此阳明少阳之疑似证，亦为太阳坏病也。前条得外病之虚，此条得坏病之实。

上论柴胡变证。

太阳病，过经十余日，反二三下之，后四五日，柴胡证仍在者，先与小柴胡汤。呕不止，心下急，郁郁微烦者，为未解也，与大柴胡汤下之则愈。

病从外来者，当先治外，而后治其内。此屡经妄下，半月余而柴胡证仍在。因其人不虚，故枢机有主，而不为坏病。与小柴胡和之，表证虽除，内尚不解者。以前此妄下之药，但去肠胃有形之物，而未泄胸膈气分之结热也。急者，满也，但满而不痛，即痞也。姜、夏以除呕，柴、芩以去烦，大枣和里，枳、芍舒急，而曰下之则愈者，见大柴胡为下剂，非和剂也。若与他药下之，必有变证，意在言外矣。

呕不止，属有形；若欲呕，属无形。

伤寒十余日，热结在里，复往来寒热者，与大柴胡汤。

里者对表而言，不是指胃。此热结在气分，不属有形，故十余日复能往来寒热也。若热结在胃，则蒸蒸发热，不复知有寒矣。往来寒热，故倍生姜，佐柴胡以解表；结热在里，故去参、甘之温补，加枳、芍以破结。

伤寒，发热，汗出不解，心下痞硬，呕吐而下利者，大柴胡汤主之。

汗出不解，蒸蒸发热者，是调胃承气证。汗出解后，心下痞

137

硬而下利者，是生姜泻心证。此心下痞硬，协热而利，表里不解，与桂枝人参证同，然彼在妄下后而不呕，此则未经下而呕，则呕而发热者，小柴胡汤主之矣。然痞硬在心下而不在胁下，斯虚实所由分，补泻因之异也。故去参、甘之甘温益气，而加枳、芍之酸苦涌泄耳。

上论大柴胡证

大柴胡汤

小柴胡汤去人参、甘草，加

生姜二两　　芍药三两　　枳实四枚

余同小柴胡法。

按：大柴胡是半表半里气分之下药，并不言及大便硬与不大便，其心下急、心下痞硬，是病在胃口，而不在胃中；结热在里，不是结实在胃，且下利，则地道已通，仲景不用大黄之意晓然。若以下之二字，妄加大黄，则十枣汤攻之二字，如何味乎？

大小柴胡，俱是两解表里之剂，大柴胡主攻，小柴胡主和，和无定体，故小柴胡除柴胡外，皆可进退损益，攻有定局，故大柴胡无去取法也。

建中汤证

伤寒二三日，心中悸而烦者，小建中汤主之。

伤寒二三日，无阳明证，是少阳发病之期矣。不见寒热、头痛、胸胁苦满之表，又无腹痛、喜呕、或咳、或渴之里，但心悸而烦，是少阳中枢受寒，而木邪挟相火为患也。相火王，则君火虚。离中真火不藏，故悸；离中真水不足，故烦。非辛甘以助阳，酸苦以维阴，则中气立亡矣。故制小建中而理少阳，以佐小柴胡之所不及。或问心烦、心悸，原属柴胡证，伤寒见柴胡一证便是，不必悉具，此不用柴胡者何？曰：首揭伤寒，不言发热，则无热恶寒可知。心悸而烦，是寒伤神、热伤气矣。二三日间，热已发里，寒犹在表，原是半表半里证。然不往来寒热，则柴胡不中与之。心悸当去黄芩，心烦不呕，则当去参半矣。故君桂枝，通心而散寒，佐甘草、枣、饴助脾安悸，倍芍药泻火除烦，任生姜佐金平木。此虽桂枝加饴倍芍药之方，不外柴胡加减之法。名建中者，寓发汗于不发之中。谓之小者，以半为解表，不令固中，亦半表半里之义耳。少阳妄汗后，胃不和，因烦而致躁，宜小柴胡清之；未发汗，心已虚，因悸而致烦，宜小建中和之。

伤寒，阳脉涩、阴脉弦，法当腹中急痛，先用小建中汤；不瘥者，小柴胡汤主之。

尺、寸俱弦，少阳受病也。今阳脉涩而阴独弦，是寒伤厥阴，而不在少阳矣。寸为阳，阳主表，阳脉涩，则阳气不舒，表寒不解可知矣。弦为木邪，必挟相火，相火不能御寒，必还入厥阴而为患。厥阴经抵少腹，挟胃，属肝络胆，则腹中皆厥阴之部也。尺为阴，尺里以候腹。今阴脉弦，弦为肝脉，以脉法推之，当腹中急痛矣。肝苦急，甘以缓之，酸以泻之，辛以散之，此小建中为厥阴驱寒发表平肝逐邪之先着也。然邪在厥阴，腹中急痛，原为险证，一剂建中，未必成功。设或不瘥，当更用柴胡，令邪走少阳，使有出路。所谓阴出之阳则愈，此又以小柴胡佐小建中之所不及也。

前条辨证，此条辨脉。前条是少阳相火犯心而烦，其证显；此条是厥阴相火攻腹而痛，其证隐。若腹痛而非相火，不得用芍药之寒矣。《内经》暴注胀大，皆属于热，此腹痛用芍药之义。

或问腹痛既与小建中温之，更用小柴胡以凉之，先热后寒，仲景不早辨之乎，亦姑试之乎？曰：非也。不瘥者，但未愈，非更甚也，先之以建中，是解肌以发表，止痛在芍药；继之以柴胡，是补中以逐邪，止痛在人参。按柴胡加减法，腹中痛者，去黄芩，加芍药，其功倍于建中可知，曷尝有温凉之异也。阳脉仍涩，故用人参以助桂枝；阴脉仍弦，故用柴胡以助芍药。若一服建中而即瘥，则不必人参之温补，亦不须柴胡之升散矣。仲景有一证用两方者，如用麻黄汗解后，半日复烦，用桂枝更汗，同一法门。然皆设法御病，非必然复烦与不瘥也。先麻黄继桂枝，是从外之内法；先建中继柴胡，是从内之外法。

呕家不可用建中汤，以甜故也。

此建中汤禁，与酒客不可与桂枝同义。心烦喜呕，呕而发热，皆柴胡证。胸中有热，腹痛欲呕，是黄连汤证。太、少合病，自利而呕，黄芩汤证。

小建中汤

桂枝去粗皮　生姜切，各三两　芍药六两　甘草炙，二两

大枣十二枚，擘　胶饴一升

上六味，以水七升，煮取三升，去滓，内胶饴，更上微火消解，温服一升，日三服。

黄连汤证

伤寒，胸中有热，胃中有邪气，腹中痛，欲呕吐者，黄连汤主之。

此热不发于表，而在胸中，是未伤寒前所蓄之热也。邪

气者，即寒气。夫阳受气于胸中，其人胸中有热，上形头面，故寒邪从胁入胃。《内经》所谓：中于胁，则下少阳者是也。今胃中寒邪阻隔，则胸中之热不得降，故上炎作呕；胃脘之阳不外散，故腹中痛也。此热不在表，故不发热；寒不在表，故不恶寒。胸中为里之表，腹中为里之里。此病在焦府之半表里，非形躯之半表里矣。若往来寒热者，此邪由颊入经，病在形身之半表里。如五六日而胸胁苦满，心烦喜呕者，此伤于寒而传为热，非从前素有之热。或腹中痛者，是寒邪自胸入腹，与此由肠入胃不同。故此君以黄连，而大变柴胡之例，亦以佐柴胡之所不及也。

欲呕而不得呕，腹痛而不下利，似乎今人所谓干霍乱、绞肠痧等证。

黄连汤

黄连　干姜　桂枝　甘草炙，各三两　人参二两半夏半升　大枣十二枚

上七味，以水一斗，煮取六升，去滓，温服一升，日三、夜二服。

此亦柴胡加减方也。表无热，腹中痛，故不用柴、芩。君黄连以泻胸中积热，姜、桂以驱胃中寒邪，佐甘、枣以缓腹痛，半夏除呕，人参补虚。虽无寒热往来于外，而有寒热相持于中，仍不离少阳之治法耳。

此与泻心汤大同，而不名泻心者，以胸中素有之热，而非寒热相结于心下也。看其君臣更换处，大有分寸。

黄芩汤证

太阳与少阳合病，自下利者，与黄芩汤；若呕者，黄芩加半

夏生姜汤主之。

　　两阳合病，阳盛阴虚，阳气下陷入阴中，故自下利。太阳与阳明合病，是邪初入阳明之里，与葛根汤辛甘发散，以从阳也，又下者举之之法。太阳与少阳合病，是邪已入少阳之里，与黄芩汤酸苦涌泄，以为阴也，又通因通用之法。

黄芩汤

　　黄芩三两　甘草炙，三两　芍药三两　大枣十二枚

　　上四味，以水一斗，煮取三升，去滓，温服一升，日再服，夜一服。

　　呕者加半夏半升，生姜三两。

　　此小柴胡加减方也。因不用柴胡，故不名柴胡汤矣，热不在半表，已入半里，故以黄芩主之。虽非胃实，亦非胃虚，故不须人参以补中也。

　　阳明少阳合病，必自下利，其脉不负者，顺也。负者，失也。互相克贼，名为负也。少阳负跌阳者，为顺也。

　　两阳合病，必见两阳之脉，阳明脉大，少阳脉弦，此为顺脉。若大而不弦，负在少阳；弦而不大，负在阳明。是互相克贼，皆不顺之候矣。然木克土，是少阳为贼邪。若少阳负而阳明不负，亦负中之顺脉。

　　末段旧本误入厥阴篇中又误作少阴。

太阴脉证

　　太阴之为病，腹满而吐，食不下，自利益甚，时腹自痛。若下之，必胸下结硬。

　　阳明主阳之里，故提纲属里之阳证；太阴主阴之里，故提纲

皆里之阴证。太阴之上，湿气主之，腹痛吐利，从湿化也。脾为湿土，故伤于湿者，脾先受之。然寒湿伤人，入于阴经，不能动藏，则还之于府。府者，胃也，太阴脉布胃中，又络于胃。胃中寒湿，故食不内而吐利交作也。太阴脉从足入腹，寒气时上，故腹时时痛，法当温中散寒。误以腹满为实而下之，胃口受寒，故胸下结硬。

　　自利不渴者属太阴，以其藏有寒故也，当温之，宜四逆辈。

　　伤寒四五日，腹中痛，若转气下趋少腹者，此欲自利也。

　　上条明自利之因，此条言自利之兆。四五日，是太阴发病之期。

　　伤寒脉浮而缓，手足自温者，系在太阴。太阴当发身黄，若小便自利者，不能发黄。至七八日，虽暴烦，下利日十余行，必自止，以脾家实，腐秽当去，故也。

　　前条是太阴寒湿证，脉当沉细；此条是太阴湿热证，故脉浮缓。首揭伤寒，便知有恶寒证。浮缓，是桂枝脉。然不发热而手足温，是太阴伤寒，而非太阳中风矣。手足温句，暗对不发热言，非太阴伤寒，必当手足温也。夫病在三阳，尚有手足冷者，何况太阴？陶氏分太阴手足温、少阴手足寒、厥阴手足厥冷者，是大背太阴四肢烦疼、少阴一身手足尽热之义。第可言手足为诸阳之本，尚自温，不可谓脾主四肢，故当温也。凡伤寒则病热，太阴为阴中之至阴，阴寒相合，故不发热。太阴主肌肉，寒湿伤于肌肉者，不得越于皮肤，故身当发黄。若水道通调，则湿气下输膀胱，便不发黄矣。然寒湿之伤于表者，因小便而出；湿热之蓄于内者，必从大便而出可知也。发于阴者六日愈，至七八日，阳气来复，因而暴烦下利。虽日十余行，不须治之，以脾家积秽，填塞于中，去尽自止也。手足自温，是表阳犹在，暴烦，是里伤陡发。此阴中有阳，与前藏寒不同。能使小便自利，下利自止，故不须温，亦不须下。

伤寒下利，日十余行，脉反实者死。

此脾气虚而邪气盛，故脉反实也。

太阴病，脉弱，其人续自便利，设当行大黄、芍药者，宜减之，以其人胃气弱，易动故也。

太阴脉本弱，弱多胃少则脾病，此内因也。若因于外感，其脉或但浮，或浮缓，则阴病见阳脉矣。自利为太阴本证。自利因脾实者，腐秽尽则愈；自利因藏寒者，四逆辈温之则愈。若自利因太阳误下而转属，则腹满时痛，当加芍药；而大实痛者，当加大黄矣。此下后而脉弱，胃气亦弱可知也。小其制而少与之，动其易动，乃合乎通因通用之法。

大黄泻胃，是阳明血分下药；芍药泻脾，是太阴气分下药。下利腹痛，挟肝火为患者，宜芍药下之。下利腹痛，属阴寒者，非芍药所宜矣。仲景于此，将芍药与大黄并提，勿草草看过。

恶寒脉微而复利，亡血也，四逆加人参汤主之。

眉批：利止。

方注俱见四逆汤证中。

上论太阴伤寒脉证

太阴病，脉浮者，可发汗，宜桂枝汤。

太阴主里，故提纲皆属里证。然太阴主开，不全主里也。脉浮者病在表，可发汗，太阴亦然，不独为太阳言矣。尺寸俱沉者，太阴受病也。沉为在里，当见腹痛吐利等证；此浮为在表，当见四肢烦疼等证。里有寒邪，当温之，宜四逆辈；表有风热，可发汗，宜桂枝汤。太阳有脉沉者，因于寒，寒为阴邪，沉为阴脉也；太阴有脉浮者，因于风，风为阳邪，浮为阳脉也。谓脉在三阴则俱沉，阴经不当发汗者，未审此耳。但浮是麻黄脉，又不及桂枝证，而用桂枝汤者，以太阴是里之表证，桂枝是表之里药也。

太阴中风，四肢烦疼，阳微阴涩而长者，为欲愈。

风为阳邪，四肢为诸阳之本。脾主四肢，阴气衰少，则两阳相搏，故烦疼也。脉涩与长，不是并见，涩本病脉，涩而转长，病始愈耳。风脉本浮，今浮已微，知风邪当去。涩则少气少血，故中风，今长则气治，故愈。

四肢烦疼，是中风未愈前证；微涩而转长，是中风将愈之脉。当作两截看。

太阳以恶风、恶寒别风寒，阳明以能食、不能食别风寒，太阴以四肢烦疼别风寒，灰中线路，原自分明，第着眼者希耳。少阳为半表半里，又属风藏，故伤寒、中风互称。少阴厥阴，但有欲愈脉，竟无未愈证，惜哉！

上论太阴中风脉证

太阴病，欲解时，从亥至丑上。

经曰：夜半后而阴隆，为重阴。又曰：合夜至鸡鸣，天之阴，阴中之阴也。脾为阴中之至阴，故主亥、子、丑时。

三白散证

寒实结胸，无热证者，与三白小陷胸汤，为散亦可服。

眉批：物，僭改白

眉批：白，僭改为

太阳表热未除，而反下之，热邪与寒水相结，成热实结胸。太阴腹满时痛，而反下之，寒邪与寒药相结，成寒实结胸。无热证者，不四肢烦疼之谓也。名曰三白者，三物皆白，别于黄连小陷胸之黄色也。旧本误作三物，若以黄连、瓜蒌投之，阴盛以亡矣。又误作白散，是二方矣。黄连、巴豆，寒热天渊，云亦可服，岂不误人？且妄编于太阳篇中水渍证后，而方后又以身热皮

145

粟一段杂之，使人难解。今移之太阴胸下结硬之后，其证其方，若合符节然。

三物白散

桔梗　贝母各二分　巴豆一分，去皮熬黑研如脂

上二味为散，内巴豆，更于臼中杵之，以白饮和服。强人半钱匕，羸者减之。

贝母，主疗心胸郁结，桔梗能开提气血、利膈宽胸。然非巴豆之辛热，斩关而入，何以胜硝、黄之苦寒，使阴气流行而成阳也？白饮和服者，甘以缓之，取其留恋于胸，不使速下耳。散者，散其结塞，比汤以荡之者更精矣。

病在膈上者，必吐；在膈下者，必利。

服之非吐即利者，本证原是吐利，因胸下结硬而暂止耳，今因其势而利导之，使复其常，结硬自除矣。

不利，进热粥一杯，利过不止，进冷粥一杯。

仲景每用粥为反佐法，以草木之性，各有偏长，惟稼穑作甘，为冲和之味也。桂枝汤以热粥发汗，理中汤以热粥温中，此以热粥导利，复以冷粥止利，神哉。东垣云：淡粥为阴中之阳，所以利小便。今人服大黄后，用粥止利，即此遗意耳。

少阴脉证

少阴之为病，脉微细，但欲寐也。

三阳以少阳为枢，三阴以少阴为枢。弦为木象，浮而弦细者，阳之少也；微为水象，沉而微细者，阴之少也。卫气行阳则寤，行阴则寐。卫日行二十五度，常从足少阴之分，间行脏腑。

今少阴病，则入行阴分多，故欲寐也。欲寐，是病人意中欲得，实未能寐耳。此与少阳提纲，各臻其妙。

少阴病，欲吐不吐，心烦，但欲寐，五六日，自利而渴者，属少阴也。虚故饮水自救。若小便色白者，以下焦虚，有寒，不能制水故也。

欲吐而不得吐者，枢病而开阖不利也，与喜呕同。少阳脉，下胸中，故胸烦，是病在表之里也；少阴经，出络心，故心烦，是病在里之里也。欲吐则不得吐，欲寐则不得寐，少阴枢机之象如此。五六日，正少阴发病之期。太阴从湿化，故自利不渴；少阴从火化，故自利而渴。少阴主下焦，输津液，司闭藏者也。下焦虚，则坎中之阳，不能引水上交于离，故心烦而渴。关门不闭，故自利也。不能制火，由于不能制水，故耳。然必验于小便者，以少阴主水，热则黄赤，寒则清白，有可征也。若于此详察之，则心烦而渴。但治上焦之实热，而不顾下焦之虚寒，则热病未除，下利不止矣。

少阴病，脉沉细数，病为在里，不可发汗。

前条详证，后条详脉。脉浮为在表，然亦有里证，如脉浮而大，心下反硬，有热属藏者是矣。沉为在里，然亦有表证，如少阴病，反发热者是矣。少阴脉沉者当温，然数则为热，又不可温；而数为在藏，是为在里，更不可汗。可不审之精而辨之确耶？

少阴病，脉微，不可发汗，亡阳故也。阳已虚，尺中弱涩者，复不可下之。

少阴之不可汗下，与少阳同。因反发热，故用麻黄微汗；因里热甚，故用承气急下。此病反其本，故治反其本耳。微为无阳，涩为少血。汗之亡阳，下之亡阴矣。阳已虚，则释无阳之义，言：阳虚者，既不可汗，即不可下，玩复字可知。即尺脉弱涩者，复不可下，亦不可汗，此互文以见意耳。若谓无阳是阴邪而宜下，误人甚矣。

病人脉阴阳俱紧，反汗出者，亡阳也。此属少阴，法当咽痛而复吐利。

太少异气，阴阳殊途，脉同证异，或脉证相同。从脉从证之时，大宜详审。脉沉发热，为太阳少阴相似证，前辈言之矣。阴阳俱紧，为太阳少阴相似脉，尚未有知之者。紧脉为寒，当属少阴。然病发于阴，不当有汗，反汗出者，阴极似阳也。盖太阳主外，阳虚不能作汗，故发热而反无汗；少阴主里，阴虚生内热，故身无热而汗反出也。亡阳者，虚阳不归其部，皆由少阴不藏所致。故上焦则从火化而咽痛呕吐，下焦则从阴虚而下利不止也，宜八味肾气丸主之。

脉阴阳俱紧者，口中气出，唇口燥干，鼻中涕出，踡卧足冷，舌上苔滑。勿妄治也。到七日以来，其人微发热，手足温者，此为欲解。或到八日以上，反大发热者，此为难治。设使恶寒者，必欲呕也；腹内痛者，必欲利也。

此确是少阴经文，且与此上下文符合。王氏集脉法中，以无少阴二字，故也。少阴脉络肺，肺主鼻，故鼻中涕出；少阴脉络舌本，故舌上苔滑；少阴大络，注诸络以温足胫，故足冷。诸证全似亡阳，而不名亡阳者，外不汗出，内不吐利也。口中气出，唇口燥干，鼻中涕出，此为内热。阴阳脉紧，舌上苔滑，踡卧足冷，又是内寒。此少阴为枢，故见寒热相持之证。病虽发于阴，而口、舌、唇、鼻之半表里，恰与少阳口、咽、目之半表里相应也。治之者，与少阳不同，当神而明之，汗、吐、下、清、温、补之法，勿妄用也。与其用之不当，宁静以待之。若至七日，一阳来复，微发热，手足温，是阴得阳则解也，阴阳自和，紧脉自去矣。若微热不解，而八日以上，反大热，此为晚发。恐蓄热有余，或发痈脓，或便脓血，为难治耳。若七日来，设使其人不能发热，以阴阳俱紧之脉，反加恶寒，是寒甚于表，上焦应之，必欲呕矣。如反加腹痛，是寒甚于里，中焦受之，必欲利矣。

脉阴阳俱紧，至于吐利，其脉独不解，紧去人安，此为欲解。

阴阳俱紧，至于吐利，紧脉不去，此亡阳也。紧去则吐利自止，其人可安，此据脉辨证法。

少阴病脉紧，至七八日，自下利，脉暴微，手足反温，脉紧反去者，为欲解也。虽烦下利，必自愈。

前条是亡阳脉证，此条是回阳脉证。前条是反叛之反，此条是反正之反。玩反温，前此已冷可知。微本少阴脉，烦、利，本少阴证。至七八日，阴尽阳复之时，紧去微见，所谓谷气之来也，徐而和矣。烦则阳已反于中宫，温则阳已敷于四末。阴平阳秘，故烦利自止。

少阴中风，脉阳微阴浮者，为欲愈。

阳微者，复少阴之本体；阴浮者，知坎中之阳回。微则不紧，浮则不沉，即暴微而紧反去之谓也。邪从外来者，仍得自内而出，故愈。

少阴病，欲解时，从子至寅上。

天以一生水，而开于子，故少阴主于子。

少阴病，若利自止，恶寒而蜷卧，手足温者可治。

少阴病，恶寒，身蜷而利，手足逆冷者不治。

伤寒以阳为主，不特阴证见阳脉者生，又阴病见阳证者可治也。背为阳，腹为阴。阳盛则作痉，阴盛则蜷卧。若利止，而手足仍温，是阳回，故可治。若利不止，而手足逆冷，是纯阴无阳。所谓六府气绝于外者手足寒；五藏气绝于内者，下利不禁矣。

少阴病，恶寒而蜷，时自烦，欲去衣被者可治。

少阴病，四逆，恶寒而踡，脉不至，不烦而躁者死。

阳盛则烦，阴极则躁。烦属气，躁属形。烦发于内，而躁见于外，形从气动也。时自烦，是阳渐回；不烦而躁，是气已先亡，惟形独存耳。

少阴病，吐利，手足不逆冷，反发热者，不死；脉不至者，灸少阴七壮。

少阴病，吐利，烦躁四逆者死。

上吐下利，胃脘之阳将脱矣；手足不逆冷，诸阳之本犹在；反发热，卫外之阳尚存。急救少阴，则脉可复而吐利可止也。若吐利而兼烦躁，四肢俱冷，纯阴无阳，不可复生矣。

少阴动脉在太溪，取川流不息之义也。其穴在足内踝后跟骨上动脉陷中，主手足厥冷、寒至节，是少阴之原。此脉绝则死，伏留在足内踝骨上二寸动脉陷中，灸之，能还六脉，是少阴之经。

少阴病，脉微涩，呕而汗出，大便数而少者，当温其上，灸之。

少阴病，脉沉微细，但欲卧，汗出，不烦，自欲吐。至五六日，自利，复烦躁，不得卧寐者死。

脉微而涩，呕而汗出，阳已亡矣。大便数少而不下利，是下焦之阳尚存，急灸百会以温其上，则阳犹可复也。脉沉微细，是少阴本脉；欲卧欲吐，是少阴本证。当心烦而反不烦，心不烦而反汗出，亡阳已兆于始得之日矣。五六日自利，而反烦躁不得卧，是微阳将绝，无生理矣。

同是恶寒踡卧，利止手足温者可治，利不止，手足逆冷者不治；时自烦，欲去衣被者可治，不烦而躁，四逆而脉不至者死。同是吐利，手足不逆冷，反发热者不死，烦躁四逆者死。同是呕吐汗出，大便数少者可治，自利烦躁不得卧者死。盖阴阳互为其根，阴中有阳则生，无阳则死，独阴不生故也。是以六经以少阴为雌。

少阴病，下利止而头眩，时时自冒者死。

冒家自汗则愈，今头眩而时时自冒，清阳之气已脱矣。此非阳回而利止，是水谷已竭，无物更行也。

少阴病，六七日，息高者死。

气息者，乃肾间动气，脏腑之本，经脉之根，呼吸之蒂，三焦生气之原也。息高者，但出心与肺，不能入肝与肾，生气已绝于内也，六经中，独少阴历言死证，他经无死证，甚者不过曰难治耳，要知少阴病是生死关。

病六七日，手足三部脉皆至，大烦而口噤不能言，其人躁扰者，必欲解也。若脉和，其人大烦，目重睑内际黄者，此欲解也。

脉者，资始于肾，朝会于肺，肾气绝，则脉不至。三部手足皆至，是脉道已通，有标有本，非暴出可知。大烦躁扰者，是阴出之阳，非阴极而发也。口噤不能言，因脉气初复，营血未调，脾涩不运，故耳。若所致之脉和调，虽大烦不解，亦不足虑。再视其人之目，重睑内际，此属于脾，若色黄而不杂他藏之色，是至阴不虚，虽口噤亦不足虑矣。所以然者，以脾为五藏之母，又水位之下，土气承之也。

麻黄附子证

少阴病，始得之，无汗恶寒，反发热脉沉者，麻黄附子细辛汤主之。

太阳主表，病发于阳，故当发热；少阴主里，病发于阴，只当内热。今始得寒邪，即便发热，似乎太阳，而属之少阴者何？《内经》曰：逆冬气则少阴不藏，肾气独沉。故反热而脉则沉也。肾为坎象，二阴不藏，则一阳无蔽，阴邪始得而内侵，孤阳因得以外散耳。病在表，脉浮者可发汗，可知病在表，脉沉者，亦不可不汗矣。然沉为在里，而反发其汗，津液越出，亡阳，则阴独矣。故用麻黄开腠理，细辛散浮热，而无附子固元阳，则热去寒起，亡可立待也。其人不知养藏之道，逆冬气而伤肾，故有此证。能不扰乎阳，无泄皮肤，去寒就温，讵有此患哉？本条当有无汗恶寒证。

少阴病，始得之，二三日，麻黄附子甘草汤微发汗。以二三日无里证，故微发汗也。

言无里证，则有表证可知。以甘草易细辛，故曰微发汗。要知此条是微恶寒、微发热，故微发汗也。《皮部论》云：少阴之阴，其入于经也，从阳部注于经；其出者，从阴内注于骨。此证于附子汤证，皆是少阴表证。发热脉沉，无里证者，从阳部注于经也；身体骨节痛，手足寒，背恶寒，脉沉者，从阴内注于骨也。从阳注经，故用麻黄、细辛；从阴注骨，故用参、苓、术、芍。口中和，里无热，皆可用附子。

麻黄附子细辛汤

麻黄　细辛各三两　附子一枚，炮去皮

上三味，以水一斗，先煮麻黄，减二升，去上沫，内诸药，煮取三升，去滓，温服一升，日三服。

麻黄附子甘草汤

前方去细辛加甘草二两。

上三味，以水七升，先煮麻黄一二沸。余同前法。

煎法不同，亦见微发汗之意。

少阴病，八九日，一身手足尽热者，以热在膀胱，必便血也。

此藏病传府，阴乘阳也，气病而伤血，阳乘阴也，亦见少阴中枢之象。发于阴者当六日愈，到七日以来，其人微发热，手足温者，此阴出之阳则愈也。到八日以上，反大发热者，肾移热于膀胱也，膀胱热，则太阳经皆热。太阳主一身之表，为诸阳主气。手足者，诸阳之本，故一身手足尽热。太阳经多血，血得热则行。阳病者，上行极而下，故尿血也。此里传表证，是自阴转阳，阴转阳则解，故热虽甚不死。轻则猪苓汤，重则黄连阿胶汤可治。与太阳热结膀胱，血自下者，证同，而来因则异。

少阴传阳证者有二：六七日，腹胀不大便者，是传阳明；八九日，一身手足尽热者，是传太阳。

下利便脓血，指大便言；热在膀胱而便血，是指小便言。

少阴病，咳而下利谵语者，被火气劫故也；小便必难，以强责少阴汗也。

上咳下利，津液丧亡，而谵语，非转属阳明。肾主五液，入心为汗。少阴受病，液不上升，所以阴不得有汗也。少阴发热，不得已而用麻黄发汗，即用附子以固里，岂可以火气劫之，而强发其汗乎？少阴脉入肺中，出络心。肺主声，心主言，火气迫心肺，故咳而谵语也。肾主二便，治下焦，济泌别汁，渗入膀胱。今少阴受邪，复受火侮，枢机无主，大肠清浊不分，膀胱水道不利，故下利而小便难也。小便利者，其人可治。此阴虚，故小便难。

少阴病，但厥，无汗而强发之，必动其血。未知从何道出，或从口鼻，或从目出，是名下厥上竭，为难治。

阳气不达于四肢，故厥。厥为无阳，不能作汗矣，而强发之。血之与汗，异名同类，不夺其汗，必动其血矣。上条火劫发汗，上伤心肺，下竭膀胱，犹在气分，其害尚轻。此用峻剂发汗，伤经动血。若阴络伤而下行，犹或可救；若阳络伤而上溢，不可复生矣。妄汗之害如此。

附子汤证

少阴病，身体痛，手足寒，骨节痛，脉沉者，附子汤主之。

少阴病，得之一二日，口中和，其背恶寒者，当灸之，附子汤主之。

眉批：《皮部论》云：少阴之阴，其入于手阴也，从阳部注于经，其出者，从阴内注于骨。《灵枢经》云：邪入于阴，其藏气实，邪气入而不能容，故还之于府。

少阴主水，于象为坎。一阳居其中，故多热证。是水中有火，阴中有阳也。此阴中无阳而阴独治，为纯阴无阳证矣，阴寒切肤，故身疼。四肢不得禀阳气，故手足寒。寒邪自经入藏，藏气实而不能入，则从阴内注于骨，故骨节痛。此身疼骨痛，虽与麻黄证同，而阴阳寒热，已判然矣。脉沉者，少阴不藏，肾气独沉也。口中，兼咽与舌而言，少阴之脉，循喉咙，挟舌本，故少阴有口干、舌燥、咽痛等证。此云和者，不燥，不干，不渴，火化几于息矣。人之生也，负阴而抱阳，故五藏之俞，皆系于背。背恶寒者，俞气化薄，阴寒得以乘之也。此阳气凝聚而成阴，必灸其背俞，使阴气流行而为阳。急温以附子汤，壮火之阳，而阴自和矣。

附子汤

附子二枚，炮　白术四两　人参二两　芍药　茯苓各三两

上五味，以水八升，煮取二升，去滓，温服一升，日三服。

此伤寒温补中第一方也，与真武汤似同而实异。倍术、附，去姜加参，全是温补以壮元阳，真武汤还是温散而利肾水。

附灸法：

一大椎，督主诸阳也，二肺俞，肺朝白脉也，三膏肓，四通八达之□也，四命门，引火生气也。

真武汤证

少阴病，二三日不已，至四五日，腹痛，小便不利，四肢沉重疼痛，自下利者，此为有水气。其人或咳，或小便利而下利，或呕者，真武汤主之。

为有水气，是立真武汤本意。小便不利是病根。腹痛下利，四肢沉重疼痛，皆水气为患，因小便不利所致。然小便不利，实由坎中之无阳。坎中火用不宣，故肾家水体失职，是下焦虚，有寒，不能制水故也。法当壮元阳以消阴翳，逐留垢以清水源，因立此汤。末句语意，直接有水气来。后三项，是真武加减证，不是主证。虽皆水气为患，而不属少阴，便不得以真武主之矣。

真武汤

茯苓　芍药　生姜各三两　白术二两　附子一枚，炮

上五味，以水八升，煮取三升，去滓，温服七合，日三服。

若咳者，加五味半升，细辛一两。

若小便利，而下利者，去芍药、茯苓，加干姜一两。

若呕者，去附子，加生姜，足前成半斤。

真武，北方水神也。坎为水，而一阳居其中，柔中之刚，故名真武。是阳根于阴，静为动本之义。盖水体本静，其动而不息者，火之用也。火失其位，则水逆行。君附子之辛温，以奠阴中之阳；佐芍药之酸寒，以收炎上之用；茯苓淡渗，以正润下之体；白术甘苦，以制水邪之溢。阴平阳秘，少阴之枢机有主，开

阖得宜，小便自利，腹痛下利自止矣。生姜者，用以散四肢之水气与皮肤之浮热也。

咳者，是水气射肺所致。加五味子之酸温，佐芍药以收肾中水气；细辛之辛温，佐生姜以散肺中水气。

小便自利，而下利者，胃中无阳。则腹痛不属相火，四肢困于脾湿，故去芍药之酸寒，加干姜之辛热，即茯苓之甘平者亦去之。此为温中之剂，而非利水之剂矣。

呕者，是水气在中，故中焦不治，四肢不利者，不涉少阴，由于太阴湿化不宣也。与水气射肺不同法，不须附子之温肾，倍加生姜以散邪。此为和中之剂，而非下焦之剂矣。

附子、芍药、茯苓、白术四味，皆真武所重。若去一味，便不是真武汤。如桂枝汤以桂枝芍药为重，若去桂去芍，便非桂枝证。

太阳病，发汗，汗出不解，其人仍发热，心下悸，头眩，身瞤动，振振欲擗地者，真武汤主之。

肾液入心而为汗，汗出不能遍身，故不解。所以然者，太阳阳微，不能卫外而为病，少阴阴虚，不能藏精而起亟也。仍发热而心下悸者，坎阳外亡，而肾水凌心耳。心下悸是病根，头眩身瞤动，因心下悸所致。振振欲擗地，形容身瞤动之状。凡水从火发，肾火上炎，水邪因得上侵。若肾火归源，水气自然下降，外热因之亦解。此条用真武汤者，全在降火利水，重在发热而心下悸，并不在头眩身瞤故也。如伤寒厥而心下悸者，宜先治水，亦重在悸，不重在厥。但彼本于太阳寒水内侵，故用桂枝；此则由少阴邪水泛溢，故用附子。仲景此方，本为少阴治水而设。附会三纲之说者，反为误服青龙而设。不知服大青龙而厥逆筋惕肉瞤，是胃阳外亡。轻则甘草干姜汤，重则建中、理中辈，无暇治肾。即欲治肾，尚有附子汤之大温补，而乃用真武汤耶？要知小便自利，心下不悸，便非真武汤证。

桃花汤证

少阴病，二三日至四五日，腹痛，小便不利，下利不止，便脓血者，桃花汤主之。

本证与真武大同。彼以四肢沉重疼痛，是为有水气；此便脓血，是为有火气矣。

不清火，反用温补，何也？盖治下焦水气，与心下水气不同法；则下焦便脓血，与心下痛、心中烦，亦应殊治矣。心为离火，而真水居其中，法当随其势之润下，故用苦寒以泄之；坎为水，而真火居其中，法当从其性之炎上，故用苦温以发之。火郁于下，则克庚金；火炎于上，则生戊土。五行之理，将来者进，已王者退。土得其令，则火退其位：水归其职，腹痛自除、脓血自清、小便自利矣。故制此方，不清火，不利水，一惟培土，又全赖干姜转旋，而石脂、秫米，得收平成之绩也。名曰桃花者，取春和之义，非徒以色言耳。

桃花汤

赤石脂一斤，一半全用，一半筛用　干姜一两　秫米一升

上三味，以水七升，煮米熟，去滓，内赤石脂，方寸匕，温服七合，日三服，若一服愈，余勿服。

石脂性涩以固脱，色赤以和血，味甘而酸辛。甘以补元气，酸以收逆气，辛以散邪气，故以为君。半为块而半为散，是使浊中清者，归心而入营，浊中浊者，入肠而止利也。火曰炎上，又火空则发，得石脂以实肠，可以遂其炎上之性矣。炎上作苦，佐

干姜之苦温，以从火化，火郁则发之也。火亢则不生土，臣以秫米之甘，使火有所生，还成有用之火。土中火用得宣，则水中火体得位，下陷者既已上达，妄行者亦以归原，火自升，则水自降，不清火而脓血自止，不导水而小便自利矣。

少阴病，腹痛下利，是坎中阳虚。故真武用附子，桃花用干姜，不可以小便不利作热治。

真武用附子，是引火归原法，桃花用干姜，是升阳散火法。

坎阳有余，能出形躯之表而发热，麻黄附子汤证是矣。坎阳不虚，尚能发热于躯内之上焦，如口燥、舌干、咽痛、心烦、胸满、心痛等证是矣。坎阳不足，则不能发热于腰以上之阳，仅得热发于腰以下之阴，如小便不利、下利脓血者是矣。此为伏明屈伏之火，与升明之火不同治。

少阴病，便脓血者可刺。

便脓血，亦是热入血室所致，刺期门以泻之，亦下者举之之法。病在少阴而刺厥阴者，实则泻其子也。

四逆汤证上

脉浮而迟，表热里寒，下利清谷者，四逆汤主之。

脉浮为在表，迟为在藏，浮中见迟，是浮为表虚，迟为藏寒矣。未经妄下而利清谷，是表为虚热，里有真寒矣。表热里寒四字，括尽本方大义。本方为表热里寒而设，必是四物以救逆之谓，非四肢厥逆之谓也。仲景凡治虚证，以里为重，协热下利，脉微弱者，便用人参，汗后身疼脉沉迟者，便加人参。此脉迟而利清谷，且不烦不咳，中气大虚，元气已脱，若但温不补，何以救逆乎？观茯苓四逆之烦躁，且有人参，其冠以茯苓，则本方有参可知矣。夫人参，通血脉者也，通脉四逆，岂得无参？是必因本方之脱落而仍之耳。

此是真伤寒证。然脉浮表热，亦是病发于阳，世所云漏底伤寒是也。必其人胃气本虚，寒邪得以直入脾胃，不犯太、少二阳，故无头项强痛、口苦、咽干之表。然全赖此表热，尚可救其里寒。

下利清谷，不可攻表，汗出必胀满。

里气大虚，不能藏精而为阳之守，幸表阳之尚存，得以卫外而为固，攻之更虚其表。汗生于谷，汗出阳亡，藏寒而生满病也。

下利腹胀满，身体疼痛，先温其里。

伤寒下之，续得下利清谷不止，身疼痛者，急当救里，宜四逆汤。

下利是里寒，身痛是表寒。表宜温散，里宜温补。里为本，表为标，先救其里，此谓治本。

病发热头疼，脉反沉，若不瘥，身体疼痛，当救其里，宜四逆汤。

此太阳麻黄证。病为在表，脉当浮而反沉，此为逆也。若汗之不瘥，即身体疼痛不罢，不当更责证之在表，当凭其脉之沉为在里矣。阳证见阴脉，是阳消阴长之兆也。热虽发于表，为虚阳，寒反据于里，是真阴矣。必有里证伏而未见，藉其表阳之尚存，乘其里阴之未发，迎而夺之，庶无吐利厥逆之患，里和而表自解矣。

邪之所凑，其气必虚。故脉有余而证不足，则从证；证有余而脉不足，则从脉。有余可假，而不足为真，此仲景心法。

大汗，若大下利，而厥冷者，四逆汤主之。

大汗则亡阳，大利则亡阴，阴阳俱虚，故厥冷。但利非清谷，急温之，阳回而生尚可望也。

大汗出，热不去，内拘急，四肢疼，又下利厥逆而恶寒者，四逆汤主之。

治之失宜，虽大汗出而热仍不去，恶寒不止，表邪未除也。内拘急而下利，里寒已发矣，四肢疼而厥逆，表寒又见矣。可知表热里寒者，即表里皆寒之兆，亡阳者，死阴之属也。

呕而脉弱，小便复利，身有微热，见厥者难治，四逆汤主之。

呕而发热者，小柴胡证。此脉弱而热微，非相火明矣。内无热，故小便利；表寒盛，故见厥；是膈上有寒饮，故呕也。伤寒以阳为主，阳消阴长，故云难治。

既吐且利，小便复利，而大汗出，下利清谷，内寒外热，脉微欲绝者，四逆汤主之。

吐利交作，中气大虚，完谷不化，脉微欲绝，气血丧亡矣。小便复利而大汗出，是门户不约，州都不藏，玄府不闭矣。所幸身热未去，手足不厥，则卫外之阳，诸阳之本犹在，脉尚未绝，有一线之生机，急救其里，正胜而邪可却也。

吐利汗出，发热恶寒，四肢拘急，手足厥冷者，四逆汤主之。

此幸利非清谷，汗出不大，虽手足厥冷，而脉不微弱，赖此发热之表阳，助以四逆而温里，尚有转危为安之望。

自利不渴者，属太阴，以其藏有寒故也，当温之，宜四逆辈。

少阴病，脉沉者，急温之，宜四逆汤。

若膈上有寒饮者，当温之，宜四逆汤。

恶寒脉微而复利，利止，亡血也，四逆加人参汤主之。

利虽止而恶寒未罢，仍宜四逆；以其脉微为无血，当倍加人参以通之，此与桂枝加桂汤义同。夫利止而恶寒脉微者，尚加人参，岂有下利清谷，厥逆恶寒，脉微欲绝，反不用乎？

上论四逆汤脉证

少阴病，下利清谷，里寒外热，手足厥逆，脉微欲绝，身反不恶寒，其人面色赤，或腹痛，或干呕，或咽痛，或利止，脉不出者，通脉四逆汤主之。

此寒热相半证。下利清谷，阴盛于里也；手足厥逆，寒盛于外也。身不恶寒，面色赤，阳郁在表也；咽痛利止，阳回于内也。腹痛干呕，寒热交争也。温其里，通其脉，是扶阳之法。脉为司命，脉出则从阳而生，脉绝则从阴而死矣。

下利清谷，里寒外热，汗出而厥者，通脉四逆汤主之。下利，脉沉而迟，其人面少赤，身有微热，下利清谷者，必郁冒，汗出而解，病人必微厥。所以然者，其面戴阳，下虚故也。

此比上条脉证皆轻，故能自作郁冒，汗出而解。面赤为戴阳，言阳在上也。因其戴阳，故郁冒而汗出；因其下虚，故下利清谷而厥。热微厥亦微，故面亦少赤。此阴阳相等，寒热自和，故易愈。

吐已下断，汗出而厥，四肢拘急不解，脉微欲绝者，通脉四逆加猪胆汁汤主之。

此必有阴盛格阳之证，故加胆汁为反佐，阅白通证可知。

吐利止而脉平，小烦者，以新虚不胜谷气故也。

四逆汤

甘草二两，炙　干姜一两半　附子一枚，生用去皮破八片

上三味，以水三升，煮取一升二合，去滓，分温再服。强人可大附子一枚，干姜三两。

通脉四逆汤

甘草二两，炙　附子大者一枚，生用去皮破八片　干姜三两，强人可四两

上三味，以水三升，煮取一升二合，去滓，分温再服，其脉即出者愈。

面色赤者，加葱九茎。腹中痛者，去葱，加芍药二两。

呕者，加生姜二两。

咽痛，去芍药，加桔梗一两。

利止脉不出者，去桔梗，加人参二两。

病皆与方相应者，乃服之。

伤寒六七日，大下后，寸脉沉而迟，手足厥冷，下部脉不至，咽喉不利，吐脓血，泄利不止者，为难治。

寸脉沉迟，气口脉平矣。下部脉不至，根本已绝矣。六府气绝于外者，手足寒；五藏气绝于内者，利下不禁。咽喉不利，水谷之道绝矣。液不化而成脓，血不濡而上逆。此为下厥上竭，阴阳离决之候，生气将绝于内也。旧本有麻黄升麻汤主之，其方味数多而分两轻，重汗散而畏温补，乃后世粗工之伎俩，非仲景方也。此证此脉，急用参、附以回阳，尚恐不救，以治阳实之品，治亡阳之证，是操戈下石矣，敢望其汗出而愈哉？绝汗出而死，是为可必，仍附其方，以俟识者。

麻黄升麻汤

麻黄二两半　去节　升麻一两一分　当归一两一分　知母十八铢

黄芩　葳蕤各十八铢，一作菖蒲　芍药　天门冬去心　桂枝去皮　茯

苓　甘草炙　石膏碎，绵裹　白术　干姜各六铢

上十四味，以水一斗，先煮麻黄一两沸，去上沫，内诸药，煮取三升，去滓，分温三服，相去如炊三斗米顷，令尽汗出愈。

四逆汤证下

手足厥冷，脉细欲绝者，当归四逆汤主之。

上篇论外热内寒，兼吐利呕逆烦躁等证。此篇但论阴厥脉证，虽无外卫之微阳，亦未见内寒诸险证也。

当归四逆汤

当归　桂枝　芍药　细辛各三两　甘草炙　通草各二两

大枣二十五枚，擘，一法十二枚

上七味，以水八升，煮取三升，去滓，温服一升，日三服。

此条证为在里，当是四逆本方加当归，加茯苓四逆之例。若反用桂枝汤攻表，误矣。既名四逆汤，岂得无姜、附？

若其人内有久寒者，宜当归四逆加吴茱萸生姜汤。

当归四逆加吴茱萸生姜汤

即前方加吴茱萸一升　生姜半斤，切

上九味，以水六升，清酒六升，和煮，取五升，去滓，温分五服。

此本是四逆与吴茱萸相合而为偶方也。吴萸配附子，生姜佐干姜，久寒始去。

凡厥者，阴阳气不相顺接，便为厥。厥者，手足逆冷是也。

手足六经之脉，皆自阴传阳，自阳传阴。阴气胜，则阳不达

于四肢，故为寒厥。

诸四逆厥者，不可下之，虚家亦然。

热厥者，有可下之理；寒厥为虚，则宜温补。

伤寒五六日，不结胸，腹濡、脉虚，复厥者，不可下。此为亡血，下之死。

其脉空虚，此无血也。

病者，手足厥冷，言我不结胸，小腹满，按之痛者，此冷结在膀胱关元也。

关元在脐下三寸，小肠之募，三阴任脉之会，宜灸之。

按此二条，当知结胸证有热厥者。

伤寒脉促，手足厥者，可灸之。

促为阳脉，亦有阳虚而促者，亦有阴盛而促者。要知促与结，皆代之互文，皆是虚脉。火气虽微，内攻有力，故灸之。

伤寒六七日，脉微，手足厥冷，烦躁，灸厥阴。厥不还者死。

厥阴，肝脉也，应春生之气，故灸其五腧，而阳可回也。

上论阴厥脉证

发汗，若下之，病仍不解，烦躁者，茯苓四逆汤主之。

未经汗下而烦躁，为阳盛；汗下后而烦躁，是阳虚矣。汗多既亡阳，下多又亡阴，故热仍不解。姜、附以回阳，参、苓以滋阴，则烦躁止而外热自除，此又阴阳双补法。

茯苓四逆汤

茯苓四两　人参一两　附子一枚，生用去皮破八片　甘草二两炙　干姜一两半

上五味，以水五升，煮取三升，去滓，温服七合，日二服。

下后复发汗，昼日烦躁不得眠，夜而安静，不呕不渴，无表证，脉沉微，身无大热者，干姜附子汤主之。

当发汗而反下之，下后不解，复发其汗，汗出而里阳将脱，故烦躁也。昼日不得眠，虚邪独踞于阳分也。夜而安静，知阴不虚也。不呕渴，是无里热；不恶寒头痛，是无表证。脉沉微，是纯阴无阳矣；身无大热，表阳将去矣。幸此微热未除，烦躁不宁之际，独任干姜、生附，以急回其阳，此四逆之变剂也。

干姜附子汤

干姜一两　附子一枚，生用去皮切八片

上二味，以水三升，煮取一升，去滓，顿服。

下之后，复发汗，必振寒，脉微细。所以然者，内外俱虚故也。

内阳虚，故脉微细，外阳虚，故振慄恶寒，即干姜附子证。

上论四逆加减证

吴茱萸汤证

少阴病，吐利，手足厥冷，烦躁欲死者，吴茱萸汤主之。

少阴病吐利，烦躁、四逆者死。四逆者，四肢厥冷，兼臂胫而言。此云手足，是指指掌而言，四肢之阳犹在。岐伯曰：四末阴阳之会，气之大路也。四街者，气之径路也。路绝则径通，四末解则气从合。故用吴茱萸汤以温之，吐利止而烦躁除。阴邪入乎合者，更得从阳而出乎并矣。

干呕，吐涎沫，头痛者，吴茱萸汤主之。

呕而无物，胃虚可知矣；吐惟涎沫，胃寒可知矣，头痛者，阳气不足，阴寒得以乘之也。吴茱萸汤，温中益气，升阳散寒，呕、痛尽除矣。干呕、吐涎是二证，不是并见。

食谷欲呕者，属阳明也，吴茱萸汤主之。得汤反剧者，属上焦也。

胃热，则消谷善饥，胃寒，则水谷不纳。食谷欲呕，固是胃寒；服汤反剧者，以痰饮在上焦为患，呕尽自愈，非谓不宜服也。此与阳明不大便，服柴胡汤胃气因和者不同。

吴茱萸汤

吴茱萸一升，汤洗七次　人参三两　生姜六两　大枣十二枚

上四味，以水七升，煮取二升，去滓，温服七合，日三服。

吴萸温中散寒，则吐利可除；人参安神定志，则烦躁可止；姜、枣调和营卫，则手足自温、头痛自瘳矣。

白通汤证

少阴病，下利脉微者，与白通汤。利不止，厥逆、无脉、干呕、烦者，白通加猪胆汁汤主之。服汤脉暴出者死，微续者生。

下利脉微，是下焦虚寒，不能制水故也。与白通汤以通其阳，补虚却寒而制水。服之利仍不止，更厥逆，反无脉，是阴盛格阳也。如干呕而烦，是阳欲通而不得通也。猪者水畜，属少阴也；胆者甲木，属少阳也。法当取胆汁之苦寒为反佐，加入白通汤中，从阴引阳，则阴盛格阳者，当成水火既济矣。脉暴出者，孤阳独行也，故死；微续者，少阳初生也，故生。

白通汤

葱白四茎　干姜一两　附子一枚去皮生用

上三味，以水三升，煮取一升，去滓，分温再服。

白通加猪胆汁汤

本方加　人尿五合　猪胆汁一合

和令相得，分温再服。无猪胆汁亦可服。

葱，辛温而茎白通肺，以行营卫阴阳，故能散寒邪而通阳气。率领姜、附，入阳明而止利，入少阴而生脉也。附子生用，亦取其勇气耳。论中不及人尿，而方后反云无胆汁亦可服者，以人尿咸寒，直达下焦，亦能止烦除呕，远取诸物，不若近取诸身，一物足以去病，不必悉具矣。

下利，手足逆冷、无脉者，灸之不温，若脉不还，反微喘者死。

下利后，脉绝、手足厥冷，晬时脉还、手足温者生，脉不还者死。

此不呕不烦，不须反佐，内服白通，外灸少阴及丹田、气海，或可救万中之一。

黄连阿胶汤证

少阴病，得之二三日，心中烦，不得卧，黄连阿胶汤主之。

此病发于阴，热为在里，与二三日无里证，而热在表者不同。按少阴受病，当五六日发，然发于二三日者居多。二三日，背恶寒者，肾火衰败也，必温补以益阳；反发热者，肾火不藏也，宜微汗以固阳。口燥咽干者，肾火上走空窍也，急下之以存津液。此心中烦不得卧者，肾火上攻于心也，当滋阴以凉心肾。

黄连阿胶汤

黄连四两　阿胶三两　黄芩　芍药各二两　鸡子黄三枚

上五味，以水六升，先煮三物，取二升，去滓，内阿胶，烊尽，少冷，内鸡子黄，搅令相得，温服七合，日三服。

鸡感巽化，得心之母气者也。黄禀南方火色，率芍药之酸，入心而敛神明，引芩、连之苦，入心而清壮火。驴皮被北方水色，入通于肾，济水性急趋下，内合于心，与之相溶而成胶，是火位之下，阴精承之也。凡位，以内为阴，外为阳，色以黑为阴，赤为阳。鸡黄赤而居内，驴皮黑而居外，法坎宫阳内阴外之象，因以制壮火之食气耳。

猪苓汤证

少阴病，下利，六七日，咳而呕渴心烦不得眠者，猪苓汤主之。

少阴病，但欲寐，心烦而反不得卧，是黄连阿胶证也。然二三日心烦，是实热，六七日心烦，是虚烦矣。且下利而渴，是下焦虚，不能制水之故，非芩、连、芍药所宜。咳呕烦渴者，是肾水不升；下利不眠者，是心火不降耳。凡利水之剂，必先上升而后下降，故制猪苓汤主之，以滋阴利水而升津液。斯上焦如雾而咳渴除，中焦如沤而烦呕静，下焦如渎而利自止矣。

猪苓汤

猪苓　泽泻　茯苓　滑石　阿胶各一两

上五味，以水四升，先煮四味，取二升，内阿胶烊尽，温服七合，日三服。

五味皆润下之品，为少阴枢机之剂。猪苓、阿胶，黑色通肾，理少阴之本也；茯苓、滑石，白色通肺，滋少阴之源也。泽泻、阿胶，咸先入肾，壮少阴之体；二苓、滑石，淡渗膀胱，利少阴之用。故能升水降火，有治阴和阳，通理三焦之妙。

阳明病，若脉浮发热，渴欲饮水，小便不利者，猪苓汤主之。

脉证全同五苓。彼以太阳寒水，利于发汗，汗出则膀胱气化而小便行，故利水之中，仍兼发汗之味。此阳明燥土最忌发汗，汗之则胃亡津液，而小便更不利，所以利水之中，仍用滋阴之品。二方同为利水，太阳用五苓者，因寒水在心下，故有水逆之证，桂枝以散寒，白术以培土也。阳明用猪苓者，因热邪在胃中，故有自汗证，滑石以滋土，阿胶以生津也。散以散寒，汤以润燥，用意微矣。

二方皆是救饮之剂。太阳转属阳明者，其渴尚在上焦，故仍用五苓，入心而生津；阳明自病而渴者，本于中焦，故又藉猪苓，入胃而通津液。

阳明病，汗多而渴者，不可与猪苓汤。以汗多，胃中燥，猪苓汤复利其小便故也。

阳明病，重在亡津液。饮水多而汗不多、小便不利者，可与猪苓汤利之。若汗出多，必大便燥，饮虽多，既无小便，不可利之。要知猪苓汤本为阳明饮多而用，不为阳明利水而用也。不可与猪苓汤，即属腑者不令溲数之意。以此见阳明之用猪苓，亦仲景不得已之意矣。汗多而渴，当白虎汤，胃中燥，当承气汤，具在言外。

猪肤汤证

少阴病，下利，咽痛、胸满、心烦者，猪肤汤主之。

少阴下利，下焦虚矣。少阴脉循喉咙，其支者，出络心，注胸中。咽痛、胸满、心烦者，肾火不藏，循经而上走于阳分也。阳并于上，阴并于下，火不下交于肾，水不上承于心，此未济之象。猪为水畜，而津液在肤。君其肤以除上浮之虚火，佐白蜜白粉之甘，泻心润肺而和脾。滋化源，培母气，水升火降，上热自除，而下利止矣。

猪肤汤

猪肤一斤

上一味，以水一斗，煮取五升，去滓，加白蜜一升，白粉五合，熬香，和令相得，温分六服。

附咽痛诸方

少阴病，二三日，咽痛者，可与甘草汤；不差者，与桔梗汤。

但咽痛而无下利胸满心烦等证，但甘以缓之足矣。不瘥者，配以桔梗，辛以散之也。其热微，故用此轻剂耳。

甘草汤

甘草一两

上一味，以水三升，煮取一升半，去滓，分温再服。

桔梗汤

甘草　桔梗各二两

余同前法。

少阴病，恶寒而呕，咽中痛，半夏散及汤主之。

半夏散

半夏　桂枝　甘草

上三味，各等分，各捣筛已，合治之，白饮和方寸匕，日三服。

若不能散服，以水一升，煎七沸，内散方寸匕，更煮三沸，下火，令少冷，少少咽之。

此必有恶寒欲呕证，故加桂枝以散寒，半夏以除呕也。若夹相火，则辛温非所宜矣。

少阴病，呕而咽中伤，生疮不能语言，声不出者，苦酒汤主之。

苦酒汤

半夏十四枚，洗，破如枣核　鸡子一枚去黄存白，留壳中

上二味，内半夏、苦酒，著鸡子内，以鸡子置刀环中，安火上，令三沸，去滓，少少含咽之。不瘥，更作三剂。

取苦酒以敛疮，鸡卵以发声。而兼半夏者，必因呕而咽伤，胸中之痰饮尚在，故用之。且以散鸡子苦酒之酸寒，但令滋润其咽，不令泥痰于胸膈也。置刀环中，安火上，只三沸，即去滓，此略见火气，不欲尽出其味，意可知矣。

鸡子黄，走血分，故心烦不卧者宜之；其白走气分，故声不

171

出者宜之。

四逆散证

少阴病，四逆，泄利下重，其人或咳、或悸、或小便不利、或腹中痛者，四逆散主之。

四肢为诸阳之本，阳气不达于四肢，因而厥逆，故四肢多属于阴。此则泄利下重，是阳邪下陷入阴中。阳内而阴反外，以致阴阳脉气不相顺接也。可知，以手足厥冷为热厥、四肢厥逆为寒厥者，亦凿矣。条中无主证，而皆是或然证，四逆下必有阙文。今以泄利下重四字，移至四逆下，则本方乃有纲目。或咳、或利、或小便不利，同小青龙证；厥而心悸，同茯苓甘草证；或咳、或利、或腹中痛、或小便不利，又同真武证。种种是水气为患，不发汗利水者，泄利下重故也。泄利下重，又不用白头翁汤者，四逆故也。此少阴枢机无主，故多或然之证。因取四物主散四逆之热邪，随证加味以治或然证。此少阴气分之下剂也，所谓厥应下之者，此方是矣。

四逆散

甘草炙 枳实 柴胡 芍药

上四味，各十分，捣筛，白饮和服方寸匕，日三服。

咳者加五味子、干姜各五分，并主下利。悸者加桂枝五分。小便不利者加茯苓五分。腹中痛者，加附子一枚，炮令拆。泄利下重者，先以水五升，内薤白三升，煮取三升，去滓，以散三方寸匕，内汤中，煮取一升半，分温再服。

此仿大柴胡之下法也。以少阴为阴枢，故去黄芩之大寒，姜夏之辛散，加甘草以易大枣，良有深意。然服方寸匕，恐不济事。少阳心下悸者加茯苓，此加桂枝。少阳腹中痛者加芍药，此加附子，其法虽有阴阳之别，恐非泄利下重者宜加也。薤白性滑，能泄下焦阳明气滞，然辛温太甚，荤气逼人，顿用三升，而入散三匕，只闻薤气而不知药味矣。且加味俱用五分，而附子一枚、薤白三升，何多寡不同若是，不能不致疑于叔和编集之误耳。

厥阴脉证

厥阴之为病，消渴，气上撞心，心中疼热，饥而不欲食，食即吐蛔，下之，利不止。

太阴、厥阴，皆以里证为提纲。太阴主寒，厥阴主热，太阴为阴中之至阴，厥阴为阴中之阳也。太阴腹满而吐，食不下，厥阴饥不欲食，食即吐蛔。同是不能食，而太阴则满、厥阴则饥，同是一吐，而太阴吐食、厥阴吐蛔，此又主脾、主肝之别也。太阴病，则气下陷，故腹时痛而自利，厥阴病，则气上逆，故心疼热而消渴，此湿土、风木之殊也。太阴主开，本自利，而下之，则开折，胸下结硬者，开折反阖也。厥阴主阖，气上逆，而下之，则阖折，利不止者，阖折反开也。按两阴交尽，名曰厥阴，又名阴之绝阴，又名阴之绝阳，则厥阴为病，宜无热矣。以厥阴脉络于少阳，厥阴热证，皆相火化令耳。厥阴经脉，上贯膈，肝气旺，故上撞于心。气有余即是火，故消渴而心中疼热。火能消物，故饥。肝脉挟胃，肝气旺，故胃口闭塞而不欲食也。虫为风化，厥阴病则生蛔，蛔闻食臭，则上入于膈而从口出也。病发于阴而反下之，则气无所止息，而利不止矣。乌梅丸主之，可以除蛔，亦可以止利。

伤寒腹满谵语，寸口脉浮而紧，此肝乘脾也，名曰纵，刺期门。

腹满谵语，得太阴阳明内证；脉浮而紧，得太阳阳明表脉。

173

阴阳表里，疑似难明，则证当详辨，脉宜类推。脉法曰：脉浮而紧者，名曰弦也。弦为肝脉。《内经》曰：诸腹胀大，皆属于热。又曰：肝气盛则多言。是腹满由肝火而谵语，乃肝王所发也。肝王则侮其所胜，直犯脾土，故名曰纵。刺期门以泻之，庶不犯厥阴汗下禁。

上条是肝乘心，此条是肝乘脾，下条是肝乘肺。肝为相火，有泻无补者，此类是已。

伤寒发热，啬啬恶寒，大渴欲饮水，其腹必满，此肝乘肺也，名曰横。刺期门，自汗出，小便利，其病欲解。

发热恶寒，寒为在表；渴欲饮水，热为在里。其腹因饮多而满，非太阴之腹满，亦非厥阴之消渴矣。此肝邪挟火而克金。脾精不上归于肺，故大渴；肺气不能通调水道，故腹满。是侮所胜，寡于畏也，故名曰横，必刺期门，随其实而泻之。得自汗，则恶寒发热自解；得小便利，则腹满自除矣。

厥阴病，渴欲饮水者，少少与之愈。

水能生木、能制火，故厥阴消渴最宜之。

厥阴中风，脉微浮为欲愈，不浮为未愈。

厥阴受病，则尺寸微缓而不浮。今微浮，是阴出之阳，亦阴病见阳脉也。

有厥阴中风欲愈脉，则应有未愈证。夫以风木之藏，值风木主气时，复中于风，则变端必有更甚他经者。今不得一焉，不能无阙文之憾。

厥阴病，欲解时，从丑至卯上。

木克于丑，王于寅、卯，故主此三时。

乌梅丸证

伤寒脉微而厥，至七八日，肤冷，其人躁，无暂安时者，此为藏厥，非蛔厥也。蛔厥者，其人当吐蛔。今病者静而复时烦，此非藏寒。蛔上入膈，故烦，须臾复止，得食而呕。又烦者，蛔闻食臭出，其人故吐蛔。吐蛔者，乌梅丸主之，又主久利。

伤寒脉微、厥冷，烦躁者，在六七日，急灸厥阴以救之。此至七八日而肤冷，不烦而躁，是纯阴无阳，因藏寒而厥，不治之证矣。然蛔厥之证，亦有脉微肤冷者，是内热而外寒，勿遽认为藏厥而勿治也。其显证在吐蛔，而细辨在烦躁。藏寒则躁而不烦，内热则烦而不躁。其人静而时烦，与躁而无暂安时者迥殊矣。此与气上撞心，心中疼热，饥不能食，食即吐蛔者，互文以见意也。蛔者，昆虫也，因所食生冷之物，与胃中湿热之气，相结而成。今风木为患，相火上攻，故不下行谷道，而上出咽喉，故用药亦寒热相须也。此是胸中烦而吐蛔，不是胃中寒而吐蛔，故可用连、柏。要知连、柏是寒因热用，不特苦以安蛔。看厥阴诸证，与本方相符，下之，利不止，与又主久利句合，则乌梅丸为厥阴主方，非只为蛔厥之剂矣。

乌梅丸

乌梅三百枚　细辛六两　干姜一两　黄连十六两　当归四两　附子六两,炮去皮　蜀椒四两,出汗　桂枝去皮　六两　人参六两　黄柏六两

上十味，异捣筛，合治之。以苦酒渍乌梅一宿，去核，蒸之五斗米下，饭熟，捣成泥，和药令相得，内白中，与蜜杵二千下，丸如梧桐子大。先食饮服十丸，日三服，稍加至二十丸。禁生冷滑物臭食等。

蛔从风化，得酸则静，得辛则伏，得苦则下。故用乌梅、苦酒至酸者为君，姜、椒、辛、附、连、柏，大辛大苦者为臣，佐参、归以调气血，桂枝以散风邪。藉木之气以和胃，蜜之味以引

蛔，少与之而渐加之，则烦渐止而蛔渐化矣。食生冷则蛔动，得滑臭则蛔上入膈，故禁之。

白头翁证

热利下重者，白头翁汤主之。

暴注下迫属于热，热利下重，乃湿热之秽气，奔逼广肠，故魄门重滞而难出也。《内经》曰：小肠移热于大肠为虚瘕。即此是已。

下利欲饮水者，以有热故也，白头翁汤主之。

下利属胃寒者多，此欲饮水，其内热可知。

下利脉沉弦者，下重也，脉大者为未止，脉微弱数者为欲自止，虽发热不死。

前条论证，此条言脉，互相发明。复出发热二字，见热利指内热，不是协热。沉为在里，弦为少阳，此胆气不升，火邪下陷，故下重也。脉大为阳明，两阳相熏灼，大则病进，故为未止。微弱为虚，利后而数亦为虚，故欲自止。发热者，热自里达外，阴出之阳，故不死。

下利，有微热而渴，脉弱者，令自愈。

发热而微，表当自解矣，热利脉弱，里当自解矣，可不服白头翁而待其自愈也。乃渴欲饮水之互文。

下利脉数，有微热，汗出令自愈。设脉复紧为未解。

汗出，是热从汗解、内从外解之兆。紧，即弦之互文。

下利脉数而渴者，令自愈。设不瘥，必圊脓血，以有热故也。

脉数有虚有实，渴亦有虚有实。若自愈，则数为虚热，渴为津液未复也。若不瘥，则数为实热，渴为邪火正炽矣。

176

下利，寸脉反浮数，尺中自涩者，必圊脓血。

寸为阳，沉数是阳陷阴中，故圊血。今其反浮，是阴出之阳，利当自愈矣。涩为少血，因便脓血后，见于尺中，亦顺脉也。前条是未圊脓血，因不瘥而预料之辞，此在脓血已圊后，因寸浮尺涩而揣摩之辞，不得以必字作一例看。

伤寒六七日不利，复发热而利，其人汗出不止者死，有阴无阳故也。

六七日，当阴阳自和，复发热而利，正气虚可知。汗出不止，是阳亡而不能卫外也。有阴无阳，指内而言。此为亡阳，与热利之发热不死、汗出自利者天渊矣。

白头翁汤

白头翁二两　黄连　黄柏　秦皮各三两

上四味，以水七升，煮取二升，去滓，温服一升。

四物皆苦寒，除湿胜热之品也。白头翁临风偏静，长于驱风。盖脏腑之火，静则治，动则病，动则生风，风生热也，故取其静以镇之。秦皮木小而高，得清阳之气，佐白头升阳，协连、柏而清火。此热利下重之宣剂。

热厥利证

伤寒，一二日至四五日而厥者，必发热。前热者，后必厥。厥深者热亦深，厥微者热亦微。厥阴下之，而反发汗者，必口伤烂赤。

其四五日来，恶寒无热可知。手足为诸阳之本，阴盛而阳不达，故厥冷也。伤寒三日，三阳为尽，四五日而厥者，三阴受邪也。阴经受邪，无热可发。阴主藏，藏气实而不能入，则还之于府。必发热者，寒极而生热也。先厥后热，为阳乘阴，阴邪未散，故必复厥。此阴中有阳，乃阴阳相搏而为厥，然与阴厥亡阳者迥别也。欲知其人阳气之多寡，即观其厥之微甚。厥之久者，郁热亦久，厥之轻者，郁热亦轻，故热与厥相应耳。若阳虚而不能支，即成阴厥而无热矣。热发三阳，未入于府者可汗；热在三阴，已入于府者可下。阴不得有汗，而强发之，此为逆也。阳虚不能外散而为汗，必上走空窍，口伤烂赤所由至矣。然此指热伤气而言。若动其血，或从口鼻，或从目出，其害有不可言者。下之、清之之谓，对汗而言。是胃热而不是胃实，非三承气所宜。厥微者，当四逆散，芍药、枳实以攻里，柴胡、甘草以和表也。厥深者，当白虎汤，参、甘、粳米以扶阳，石膏、知母以除热也。

脉滑而厥者，里有热也，白虎汤主之。

上条明热厥之理，此条明热厥之脉，并热厥之方。脉弱以滑，是有胃气，缓而滑，曰热中，与寒厥之脉微欲绝者，大相径庭矣。当知有口燥舌干之证，与口伤烂赤者照应焉。

伤寒病，厥五日，热亦五日，设六日当复厥，不厥者自愈。厥终不过五日，故知自愈。

阴盛格阳，故先厥；阴极阳生，故后热。热与厥相应，是谓阴阳和平，故愈。厥终，即不厥也，不过五日，即六日不复厥之谓。愈，指热言。

伤寒热少厥微，指头寒，默默不欲饮食，烦躁，数日，小便利，色白者，此热除也。欲得食，其病为愈。若厥而呕，胸胁逆满者，其后必便血。

身无大热，手足不冷，但指头寒，此热微厥亦微也。凡能食、不呕，是三阴不受邪。若其人不呕，但默默不欲饮食，此内寒亦微。烦躁是内热反盛。数日来，小便之难者已利，色赤者仍白，是阴阳自和，热除可知。不欲食者，今欲得食，不厥可知矣。若其人外虽热少厥微，而呕不能食，内寒稍深矣；胸胁逆满，内热亦深矣。热深厥深，不早治之，致热伤阴络，其后必便血也。此皆少阳半表半里证，微者，小柴胡和之，深者，大柴胡下之。

伤寒发热四日，厥反三日，复热四日，厥少热多，其病当愈。四日至七日，热不除者，其后必便脓血。

伤寒以阳为主，热多当愈，热不除为太过，热深厥微，必伤阴络。医者，当于阳盛时，预滋其阴，以善其后也。四日至七日，自发热起至厥止而言。热不除，指复热四日言。复热四日句，语意在其病当愈下。

伤寒厥四日，热反三日，复厥五日，其病为进。寒多热少，阳气退，故为进也。

凡厥与热不相应，便谓之反。上文先热后厥，是阳为主；此先厥后热，是阴为主。热不及厥之一，厥反进热之二。热微而厥反深，此时不急扶其阳，阴盛以亡矣。

伤寒始发热六日，厥反九日而利。凡厥利者，当不能食；今反能食者，恐为除中，食以素饼。不发热者，知胃气尚在，必愈。恐暴热来，出而复去也，后三日脉之，其热续在、脉和者，期之，是日夜半愈。所以然者，本发热六日，厥反九日，复发热三日，并前六日，亦为九日，与厥相应，故期之，是日夜半愈。后三日脉之，而脉数，其热不罢者，此为热气有余，必发痈脓也。

眉批：索，僭改为素

眉批：细脉和二

眉批：一，僭改是

病虽发于阳，而阴反胜之，厥利九日，胃阳将竭矣。如胃阳未亡，腹中不冷，尚能化食，故食之自安。若除中，则反见善食之状。如中空无物，今俗云：食禄将尽者是也。此为阳邪入阴，原是热厥热利，故能食而不为除中。其人必有烦躁见于外，是厥深热亦深，故九日复能发热，复热则厥利自止可知。曰热续在，则与暴出有别。续热三日来，其脉自和可知。热当自止，正与厥相应，故愈。此愈，指热言。夜半者，阳得阴则解也。若续热三日而脉数，可知热必不止，是阳气有余，必有痈脓之患。

便脓血，是阳邪下注于阴窍；发痈脓，是阳邪外溢于形身。俗所云伤寒留毒者是也。

发热而厥七日，下利，为难治。

发于阳者，当七日愈。今厥不止而反下利，恐为除中，故难治。若躁烦而能食，尚为热厥利耳。

便脓血、发痈脓者，是不足而往，有余从之也；发热而至除中者，是有余而往，不足随之也。

伤寒先厥后发热而利者，必自止，见厥复利。

先厥利而后发热者，寒邪盛而阳气微，阳为阴抑故也。其始也，无热恶寒而复厥利，疑为无阳，其继也。发热而厥利自止，是为晚发，此时阴阳自和则愈。若阴气胜，则虚热外退，而真寒内生，厥利复作矣。厥与利相应则甚，与热相应则愈，是阳消阴长之机。

伤寒先厥后发热而下利，必自止，而反汗出，咽中痛者，其喉为痹。发热、无汗、而利，必自止，若不止，必便脓血，便脓血者，其喉不痹。

此与上条，同为先阴后阳。寒盛生热之证，而阳气虚实不同。上条阳不敌阴，故阳退而阴进。此热虽发于厥后，而阳能胜阴，故厥利自止而不复发。然阳气有余者，又有犯上陷下之不同，即可以发热时，有汗无汗为区别。下利不当有汗，有汗是阳反上升，故咽中痛而成喉痹，无汗是阳从中发，热与厥应，厥利止而寒热自解矣。若厥止而热与利不止，是阳邪下陷，必便脓血，下而不上，故咽不痛而喉不痹。

上段似少阴之亡阳，下段似阳明之协热利。汗因于心，无汗则心气平，故火不上炎而咽不痛；利因于胃，利止则胃液藏，故火不下陷而无脓血。

伤寒发热，下利至甚，厥不止者死。

伤寒，发热，下利厥逆，躁不得卧者死。

厥利不止，脏腑气绝矣；躁不得卧，精神不治矣。微阳不久留，故死。

复脉汤证

伤寒脉结代，心动悸者，炙甘草汤主之。

寒伤心主，神明不安，故动悸；心不主脉，失其常度，故结代也。结与代，皆为阴脉，伤寒有此，所谓阳证见阴脉者死矣。不忍坐视，始制炙甘草汤，名曰复脉，亦以见仁人君子之用心，更欲挽回于大事已去之候耳。收拾余烬，背城借一，犹胜于束手待毙乎？

炙甘草汤

甘草四两，炙　桂枝　生姜各三两　麦门冬半升枣仁半升，旧本用麻仁者误　人参　阿胶各二两　大枣二十枚　生地黄一斤

上九味，以酒七升，水八升，先煮八味，取三升，去滓，内胶，消尽，温服一升，日三服。

一百十三方，未有用及地黄、麦冬者，恐亦叔和所附。然二味已载《神农本经》，为滋阴之上品，因伤寒一书，义在扶阳，

故置之不用耳。此或阳亢阴竭而然，复出补阴制阳之路，以开后学滋阴一法乎？地黄、麦冬、阿胶以滋阴，人参、桂枝、清酒以通脉，甘草、姜、枣以和营卫，酸枣仁以安神，结代可和而悸动可止矣。所谓补心之阳，寒亦通行者欤？

脉来缓时，一止复来者，名曰结；脉来数时，一止复来者，名曰促。阳盛则促，阴盛则结，此皆病脉。

持其脉口，五十动而不一止者，五藏皆受气。呼吸闰息，脉以五至为平，太过不及，是阴阳偏胜，失其常度矣。偏胜之脉，更为邪阻，则止而不前。阳邪盛而数中见止，名曰促，有急趋忽蹶之象也。阴邪盛而缓中见止，名曰结，有绵绵泻漆之状也。阳盛可知为阴虚之病脉；阴盛可知为阳虚之病脉矣。

又脉来动而中止，更来小数，中有还者反动，名曰结，阴也。脉来动而中止，不能自还，因而复动者，名曰代，阴也。得此脉者，难治。

阴阳相搏而脉动，伤寒见此，是形冷恶寒，三焦皆伤矣。况有动中见止，更来小数，中有还者反动，宛如雀啄之状，不以名促，反从结名者，以其为心家真藏之阴脉也。更有动而中止，不能自还，因而复动，宛如虾游之状，不可名结，因得代名者，以乍疏乍数，为脾家将绝之阴脉也。

脉瞥瞥如羹上肥者，阳气衰也；脉萦萦如蜘蛛丝者，阴气衰也。

浮而虚大者，阳已无根；沉而虚细者，阴已无根。

其脉浮而汗出如流珠者，卫气衰也；脉绵绵如泻漆之绝者，亡其血也。

脉浮为阳盛，法当无汗，而反汗出如流珠，是阳虚不能卫外而为固，绝汗出矣。阴虚不能藏精而主血，绵绵其去如泻漆矣。

伤寒，咳逆上气，其脉散者死，谓其形损故也。

外寒伤形，内热伤气，咳逆不止，气升而不下，脉散而不朝，心肺之气已绝矣。原其咳逆之故，因于寒伤形，形气不相保耳。

脉浮而洪，身汗如油，喘而不休，水浆不下，形体不仁，乍静乍乱，此为命绝也。

脉浮而洪，不是死脉。而汗出如油，是心液尽脱，阳反独留之脉也。治节不行，仓廪不纳，形神无主，无生理矣。

又未知何藏先受其灾。若汗出发润，喘不休者，此为肺先绝也。阳反独留形，体如烟熏，直视摇头者，此为心绝也。唇吻反青，四肢絷习者，此为肝绝也。环口黧黑，柔汗发黄者，此为脾绝也。溲便遗失，狂言，目反直视者，此为肾绝也。

又未知何藏阴阳先绝。若阳气前绝，阴气后竭者，其人死，身色必青。阴气前绝，阳气后竭者，其人死，身色必赤，腋下温，心下热也。

五脏相生，一藏受灾，四藏不救；阴阳相须，彼气先绝，此气不存。有司命之责者，可不调于未灾未绝之先乎？

阴阳易证

伤寒阴阳易之为病，其人身体重，少气，少腹里急，小便不利，阴中拘挛，热上冲胸，头重不欲举，眼中生花，膝胫拘急者，烧裤散主之。

眉批：小便不利句。或引二口。

此证无内外因，本非伤寒，而冠以伤寒者，原其因也，无恶寒发热之表，无胃实自利之里，因淫情之不禁，而余邪得以投其隙，移祸不病之人，顿令一身之精气神形，皆受欲火之为害。是不病于伤寒，而病于阴阳之易也。易字，指交媾言，不是指授病言，勿得以男女分名也。夫邪之所凑，其气必虚。阴虚而淫邪凑之，故少气而热上冲胸。气少不能运躯，故头重不举，身体皆重。邪中于阴，故阴中拘挛。冲任脉伤，故小腹里急。精神散乱，故眼中生花。摇动筋骨，故膝胫拘急。病由于肾，毒侵水道，故小便不利耳。谅非土木金石之味所能愈，仍须阴阳感召之理以制之，斯裤裆之以意相求也。

烧裤散

上取妇人中裤近隐处，剪烧灰，以水和服方寸匕，日三服，小便即利，阴头微肿则愈。妇人病，取男子裤裆烧灰。

裤裆者，男女阴阳之卫，阴阳之以息相吹、气相聚、精相向者也。卫乎外者，自能清乎内。感于无形者，治之以有形。故取其近隐处，烧而服之，形气相感，得其隐曲，小便即利。阴头微肿，浊阴走下窍，斯清阳出上窍，欲火平而诸证悉除矣。男服女，女服男，仍合阴阳交易之理、男女媾精之义、格物之情，极物之用，至秽之品，为至奇之方，有如此者。

诸寒热证

病人身大热，反欲近衣者，热在皮肤，寒在骨髓也；身大寒，反不欲近衣者，寒在皮肤，热在骨髓也。

此属内因，不是外感，亦不关乎七情。病在形躯，不涉脏腑，亦不犯于经络。故无六经脉证之可凭，非天时寒热所可拘也。是病只在骨髓，不在皮肤。皮肤寒热，是指天时，不是指病。两身字言身当其时也。若指皮肤，则不可为骨髓非身矣。风寒之邪，得之于骤，故无定体。或发热恶寒，或骨内热而脏腑寒，或手足寒而肠胃热，或内外皆寒，或表里俱热，此骨髓之邪，积渐使然，故有定体。伤寒中风之寒，是时令之邪气，故感其邪者，畏而恶之。此大热大寒，是时令之正气，因病非外来，故反欲之。伤寒中风之发热，是人身之阳气，故能与寒气相争。此骨髓之寒热，是积渐之伏邪，故虽逢天令之大寒大热，亦不能除。时大热而身反欲复衣，时大寒而反欲裸身，此病在骨髓，与病在营卫者不同。法当以六味、八味二丸，补肾中之真阴真阳，而骨髓之蓄热痼寒，可得渐平耳。原化嗣伯水攻之法，但可以资谭柄，而不可为继也。

问曰：病有洒淅恶寒而复发热者何？答曰：阴脉不足，阳往从之；阳脉不足，阴往乘之。曰：何谓阳不足？答曰：假令寸口脉微，名曰阳不足，阴气上入阳中，则洒淅恶寒也。曰：何谓阴不足？答曰：尺脉弱，名曰阴不足，阳气下陷入阴中，则发热也。

前条，病在骨髓，故著而不移；此病在经络，故寒热反复。然与外感之往来寒热，疟疾之鼓颔战栗又不同。病得之外感而恶寒发热者，必见有余之脉；病得之内因，而恶寒发热者，全是不足之脉。见脉之不足，则寒固为虚寒，而热亦为虚热矣。寸者，阳所治也。寸口脉微，则微为无阳，是阳脉不足，故下焦之阴寒，得以上乘阳位，而洒淅恶寒也。尺者，阴所治也。尺脉弱为血虚，是阴脉不足，故上焦虚阳，得以下陷阴部，而发热也。人身阴阳二气，互为之根，而又以阳为主，故阳脉微，则阴脉亦弱。其始也，乘阳而恶寒，阴不平则阳不秘，故继也，从阳而发热。夫阳为阴乘，阳脉固见其不足，而阴脉亦不见其有余。阳虽微，尚能发热，不终恶寒，犹不失阳道实、阴道虚之定局耳。若亡阳，则阴不独存矣，故治之者，当以扶阳为急。此补中益气之方，为功最巨也。

病人脉微而涩者，此为医所病也。大发其汗，又数大下之，其人亡血，病当恶寒，后乃发热，无休止时。夏月盛热，欲着复衣；冬月盛寒，欲裸其身。所以然者，阳微则恶寒，阴弱则发热。此医发其汗，使阳气微，又大下之，令阴气弱。五月之时，阳气在表，胃中虚冷。以阳气内微，不能胜冷，故欲着复衣。十一月之时，阳气在里，胃中烦热。以阴气内弱，不能胜热，故欲裸其身。又阴脉迟涩，故知亡血也。

先寒后热，阳微阴弱，其证与上文同。前条病因在血脉虚，此病因在妄汗下，以致亡血，而脉微涩也。夏月四句，是写寒热发作时状。始而恶寒，虽在盛夏，欲着复衣；继而发热，虽当隆冬，欲裸其身。此是设辞，勿以无休止时，作绵连冬夏解也。医发其汗以下，又重释前义，亦蛇足矣。

此条又可分作四证看：寒热往来不休如疟者，为一证；或阳气内微，但恶寒不发热，病在盛暑而欲着复衣者，为一证；或阴气内微弱，但发热不恶寒，病在隆冬而欲裸身者，为一证；或其人绵连冬夏，在盛暑反恶寒，隆冬反恶热为一证。此各从元气之厚薄，而寒热为之浅深耳。